Christine Bielecki

YOGA

IST EIN ARSCHLOCH

WARUM ES UNS TROTZDEM SO GUTTUT

VERLAG DIE WERKSTATT

Bibliografische Information der Deutschen Nationalbibliothek:
Die Deutsche Nationalbibliothek verzeichnet diese Publikation in der
Deutschen Nationalbibliografie; detaillierte bibliografische
Daten sind im Internet über http://dnb.d-nb.de abrufbar.

Auch als E-Book erhältlich: ISBN 978-3-7307-0270-3

Copyright © 2016 Verlag Die Werkstatt GmbH
Lotzestraße 22a, D-37083 Göttingen
www.werkstatt-verlag.de
Alle Rechte vorbehalten.
Satz und Gestaltung: Die Werkstatt Medien-Produktion GmbH
Coverfoto: Uwe Eisenbeis
Druck und Bindung: Grafisches Centrum Cuno, Calbe

ISBN 978-3-7307-0260-4

INHALT

Klischee: Yoga heilt alle Krankheiten.

Das stimmt nicht. Auch in Tibet und Mysore gehen die Menschen zu einem Arzt, wenn sie krank sind. Wann Yoga trotzdem helfen kann.

Klischee: Yoga ist doch nur Rumsitzen in Wollsocken.

Yoga kann sehr anstrengend sein. Und es wird auch mit der Zeit nicht einfacher. Wie bei jeder anderen Bewegungsform kann man sich beim Yoga verletzen. Aber man kann sich auch vor Verletzungen schützen. Zum Beispiel, indem man seinen Yogalehrer sorgfältig auswählt.

Klischee: Yoga ist doch nur Rumsitzen und Atmen.

Jetzt bezahlen wir tatsächlich Menschen, die uns sagen, wann wir ein- und ausatmen sollen. Wirklich?!? Was es mit dem Atmen beim Yoga auf sich hat und warum gelassene Menschen selten zur Schnappatmung neigen.

„Yoga is like music, mathematics, art or any other great tradition: you get from it what you put into it."

David B. Hughes, Yogalehrer

VORWORT

„Arschloch" – die traut sich aber was! Oder wie ging es Ihnen, als Sie den Titel gelesen haben? Ich habe mir gedacht: Hm, das ist aber nicht sehr nett und warum so negativ? Einen Augenblick später kam die Erleuchtung. Es gibt in unserem Leben diese berühmten Arschengel, die uns dazu bringen, uns aus unserer Komfortzone zu bewegen. Die uns unsere Grenzen aufzeigen und uns im besten Fall darüber hinaus befördern. Meist sind sie auf den ersten Blick nicht sehr sympathisch. Diese Engel erscheinen uns in Form von Chefs, Familienmitgliedern oder auch YogalehrerInnen.

Ich kann mich noch sehr gut an meine erste Yogastunde erinnern. Ich war steif wie ein Bock, litt an Rückenschmerzen, war oft verletzt, und immer war hier und da ein Zipperlein. Ich war zwar fit, aber nie gesund. Vor, während und nach meinen ersten Yogastunden fragte ich mich häufig, warum ich mir das antue. Manchmal beschimpfte ich auch innerlich Übungen wie LehrerInnen und betete, dass die Stunde bald zu Ende ist. Manche Bewegungen ergaben vielleicht Sinn, halfen mir, meinen Körper besser zu verstehen, andere hingegen waren so doof, dass ich mit meinen Gedanken spazieren ging. Der Titel des Buches ist daher nicht so weit hergeholt.

Allmählich erschlossen sich mir der tiefere Sinn und die vielen Bedeutungen hinter der Praxis, die seit Jahrtausenden Bestand hat und auch in unserer westlichen Welt immer populärer wird. Yoga ist mehr als ein Sport. Yoga ist eine Lebensphilosophie, in der es darum geht, dass wir unser Leben gesund, glücklich sowie flexibel im Körper und Geiste meistern. Es geht um Atmung, Ernährung, Bewusst-Sein, Beweglichkeit, Flexibilität und vieles, vieles mehr. Wer sich mit Yoga beschäftigt, beginnt meistens auch, sich mehr mit sich selbst auseinanderzusetzen. Und dann kann Yoga einem schon mal wie ein A… vorkommen.

Die Autorin Christine Bielecki schafft es auf humorvolle und sympathische Weise, das Thema Yoga und seine Klischees so aufs Papier zu bringen, dass Sie nach dem Lesen des Buches aufstehen und sich verbiegen wollen. Nach Jahren der Übung kann ich sagen: Ja, Yoga ist ein Arschloch, aber ein verdammt süßes, in das ich mich jeden Tag neu verliebe. Möge es Ihnen ähnlich ergehen!

Balian Buschbaum
Ehemaliger Spitzensportler, Buchautor und Lifecoach

PROLOG

Für Risiken und Nebenwirkungen ... haben Yogalehrer eine Versicherung.

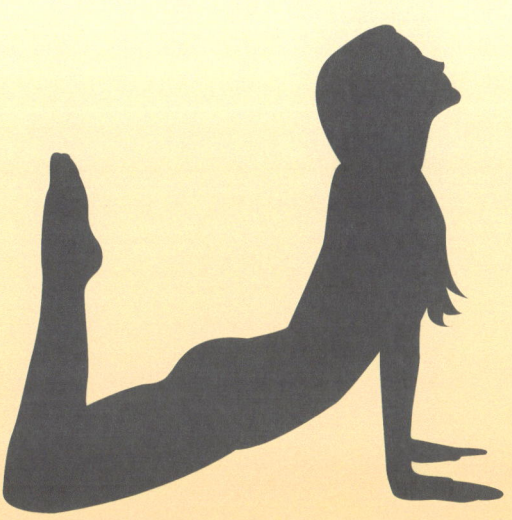

Yoga ist ein Arschloch. 2014 berichtete der mehrfach oscarge-
krönte Schauspieler Christoph Waltz in einem Gespräch mit
Spiegel Online, er halte Yoga für schädlich. Von einer befreundeten
Orthopädin habe er gehört, dass es mittlerweile mehr Yoga- als
Skiverletzungen gebe. Damit sorgte Waltz wahrscheinlich für
schmerzverzerrte Gesichter bei ungefähr 20.000 deutschspra-
chigen Yogalehrern[*]. Christoph Waltz ist ohne Frage ein toller
Schauspieler. Doch zwei Oscars machen noch keinen Bewegungs-
experten. So einfach ist es nämlich nicht. Oder doch?

Sport ist Mord, das ist ein schöner Spruch, der hin und wieder
leider zutrifft. Aber zu sagen, Yoga wäre gefährlich, ist genauso
richtig oder falsch, wie zu behaupten, Fußball, Volleyball, Radfahren und Tischtennis seien schädlich. Letzteres nenne ich
aus Erfahrung. Als Fünfjährige bin ich beim Tischtennis gegen
meine Brüder mit der Stirn gegen die Kante der Tischtennisplatte gerannt. Platzwunde! Niemand hatte mir gesagt, dass ich
die Tischtennisplatte überragen müsste, um gefahrlos Tischtennis
spielen zu können. Verletzungen können passieren. Das ist klar.
Bei so schönen sozialen Sportspielen wie Volleyball ebenso wie bei
unserem Lieblingsvolkssport Fußball. Gar nicht anfangen will ich
von den gesundheitlichen Schäden, die Menschen davontragen,
weil sie Dopingmittel zu sich nehmen – eine gar nicht so seltene
Methode der Leistungssteigerung, und das nicht nur im profes-
sionalisierten Sport. So gesehen müssten Leibesübungen generell
glatt verboten werden. Aber ist Yoga überhaupt Sport? Jetzt wird
es erst richtig kompliziert!

Yoga in seiner ältesten Form ist eine philosophische Lehre. Das
hat zunächst nichts mit Sport zu tun, und gefährlich ist es auch
nicht. Es sei denn, es fällt einem beim stundenlangen Meditieren
ein Dachziegel auf den Kopf. Das Yoga, das wir heute in der westlichen Welt praktizieren, hat nichts mit dem 2.000 Jahre alten Yoga
zu tun, von dem immer so ehrfürchtig die Rede ist. Die Asanas,
also die verschiedenen Posen, die wir bei unserer Form des Yoga

---

[*] Hier sind natürlich auch die Yogalehrerinnen eingeschlossen. Aufgrund der
besseren Lesbarkeit habe ich mich entschieden, in diesem Buch generell nur eine
Bezeichnung zu verwenden, wenn beide Geschlechter gemeint sind.

einnehmen, sind gerade mal 100 Jahre alt. Manche davon sind nicht einmal im Rentenalter.

Yoga hat sich also zu etwas entwickelt, was man Sport nennen könnte. Und während Christoph Waltz' Orthopädin dies vermutlich für bedenklich hält, ist es eigentlich doch grandios. Yoga – einer philosophischen Lehre – gelingt etwas, woran andere Fitnesskonzepte scheitern. Es erfindet sich immer wieder neu und schafft es so, immer mehr Leute zu begeistern. Jemand, der Yoga nie ausprobieren wollte, es „langweilig" fand, kommt plötzlich durch eine Stunde Poweryoga auf den Geschmack. Jemand, der Sport eher unangenehm findet, lernt über Anti-Gravity-Yoga eine neue Form von Bewegungstherapie kennen. Der unter Strom stehende Manager (Oliver Bierhoff zum Beispiel) spürt plötzlich, wie er beim Yoga Kraft tanken kann. Die deutsche Fußball-Nationalmannschaft (und das hat möglicherweise wiederum mit Oliver Bierhoff zu tun) profitiert vom Stretching und dem mentalen Training beim Yoga. Wer nie Aerobic machen wollte, lernt über eine Stunde Yoga Sculpt mit Kurzhanteln im Fitnessstudio Yoga auf eine ganz andere Art kennen. Und das sind nur einige Beispiele für neue Spielarten des Yoga.

Ein Ende des Yoga-Booms ist noch lange nicht in Sicht. Auch im Jahr 2015 hat das American College of Sports Medicine Yoga wieder auf die Top-Ten-Liste der Trendsportarten gesetzt. Diese Entwicklung ist erfreulich und tragisch zugleich. Denn immer mehr Menschen wollen Yoga unterrichten. Im Grunde genommen ist daran überhaupt nichts verkehrt. Vielleicht macht es die Welt sogar ein klitzekleines bisschen besser. Es ist doch fast schon erfreulich, dass es

Berufswunsch: Yogalehrerin

heute 18-Jährige gibt, die nicht mehr Model, sondern lieber Yogalehrerin werden wollen. Allerdings führt das auch dazu, dass einem auf der Suche nach dem geeigneten Yogalehrer schwindelig werden kann, bevor man überhaupt nur daran denkt, einen Kopfstand zu machen. Wenn man beispielsweise in Los Angeles lebt – wie Christoph Waltz zuweilen –, in einer Stadt, in der gefühlte 50 Prozent der weiblichen Bevölkerung unter 35 eine Ausbildung zur zertifizierten Yogalehrerin absolviert haben, ist es nicht gerade ein einfaches Unterfangen, den richtigen Lehrer zu finden. Dazu eine kurze Erklärung: In den USA gehören zur Ausbildung eines Massagetherapeuten 200 Stunden Anatomiestudium. Der Yogalehrerausbildung genügen deren zwölf. Bedenkt man, in welche Positionen Yogalehrer ihre Schüler bringen, ist das in Anbetracht der Tatsache, was ein Massagetherapeut vergleichsweise falsch machen könnte, lächerlich.

Auf Catalina, einer Insel vor Los Angeles, ist ein Hype um eine 13 Jahre alte Yogalehrerin entstanden. Jaysea DeVoe unterrichtet Vier- bis 80-Jährige. Und obwohl sie auf der Insel wie ein Rockstar behandelt wird, ist das ein bisschen bedenklich. Ist eine 13-Jährige tatsächlich in der Lage, einer 45-Jährigen zu erklären, was sie mit ihrem Körper machen soll? Kann ein Teenager, dessen Körper um ein Vielfaches biegsamer ist als der eines Erwachsenen, sich in den erwachsenen Menschen versetzen? Vielleicht. Vielleicht auch nicht. Das Gute ist: Jeder darf sich den Yogalehrer aussuchen, den er möchte. Und es gibt sie auf jeden Fall, die guten Yogalehrer. Diejenigen, die genau wissen, was sie machen, was sie lehren und die so viel Erfahrung haben, dass sie selbst Massagetherapeuten – ja, vielleicht sogar Orthopäden? – mit ihrem anatomischen Wissen das Wasser reichen können.

Mit Yoga ist es nicht anders wie mit jedem anderen Sport auch. Gewichtheben zum Beispiel. Wer schon mal Langhanteltraining mit schweren Gewichten gemacht hat, weiß, dass die richtige Technik ausschlaggebend ist, um Verletzungen vorzubeugen. Die richtige Technik erlernt man aber nur mit Hilfe eines guten Trainers. Während das beim Gewichtheben jedem einleuchtet, machen sich beim Yoga offenbar nicht so viele Menschen darum Gedanken. Außerdem glauben viele sportliche Menschen, die noch nie Yoga geübt haben, sie seien locker in der Lage, einen Fortgeschrittenen-Kurs zu absolvieren. Davon ist aber abzuraten. Wer noch nie Yoga gemacht hat, ganz egal, ob er vor Kraft Bäume ausreißen kann, sollte die erste Stunde mit Bedacht wählen und ist gut beraten, wenn er sich dazu bekennt, Anfänger zu sein.

Man darf seinem Yogalehrer im Übrigen auch Fragen stellen. Wenn nicht unbedingt während der Stunde, dann direkt im Anschluss. Will der Yogalehrer davon nichts wissen, reagiert er genervt oder hat er schlichtweg keine Lösungsvorschläge, ist das vielleicht ein Zeichen dafür, dass man an den falschen geraten ist. Abgesehen davon sollte man nie vergessen, dass ein Yogalehrer kein Arzt und kein Physiotherapeut ist (es sei denn, er hat beide Ausbildungen). Wer Schmerzen hat, sollte diese stets abchecken lassen, und zwar von einem Arzt, Chiropraktiker oder sonstigen Spezialisten. Eines ist schon mal klar: Zwar dürfen beim Yoga Muskeln zittern, Dehnungen spürbar sein, sogar Muskelkater im Anschluss ist erlaubt – aber Schmerzen? Das sollte stets ein Alarmsignal sein, und zwar bevor man dann bei Christoph Waltz' befreundeter Orthopädin auf dem Tisch liegt.

Trotz des nun schon langanhaltenden Booms ist Yoga für viele Europäer immer noch irgendwie befremdlich. Und daran ist es zum Teil sogar selbst schuld. Während meiner Ausbildung zur Yogalehrerin war die erste Regel, die Ausbilderin Alanna Kaivalya uns 18 angehenden Yogalehrerinnen mit auf den Weg gab: „Don't get weird." Auf gut Deutsch: Werde nicht seltsam. Vielleicht kamen da so mancher meiner Mitstreiterinnen Zweifel, ob das viele Geld für die Ausbildung wirklich gut investiert war. Für mich hingegen war sofort klar: Ich habe die richtige Schule gewählt! Wie wichtig dieser Ratschlag ist, wird einem schnell bewusst, wenn man sich eine Weile im Dschungel von Yogabesessenen herumtreibt. Da gibt es tatsächlich Menschen, die erzählen, dass Frauen, die Yoga treiben, schmerzfreie Geburten erleben. Werde nicht seltsam, damit meint Alanna Kaivalya auch: Lass deine Welt deine Welt bleiben. Erwarte keine Wunder von Yoga, und verschone diejenigen damit, die sich nicht dafür interessieren. Nur weil ich gerne mal einen Chia-Pudding esse, heißt das noch lange nicht, dass ich die ganze Welt jetzt von Chia-Pudding überzeugen muss.

In der Masse der Yogalehrer findet sich immer jemand, der „weird" geworden ist. So ist es ein großes Glück, wenn man jemandem wie Alanna Kaivalya begegnet. Wer ihr zuhört, hat gute Chancen, normal zu bleiben, das heißt: bei sich selbst zu bleiben. Alanna selbst ist der lebende Beweis dafür, dass man sich nicht verbiegen muss, um in eine Yoga-Box zu passen. Sie ist nicht die super durchtrainierte amerikanische Yoga-Fitness-Queen, die man so oft in Magazinen sieht. Und sie ist eine coole Sau. So legte sie sich mit

„Don't get weird."

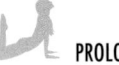

dem CEO von Lululemon an, einer in eigenen Worten „Yoga-ins-pirierten Sportbekleidungsfirma", die dafür bekannt ist, Klamotten hauptsächlich für dünne Frauen zu konzipieren. Alanna Kaivalya nimmt kein Blatt vor den Mund. Sie gibt gerne zu, dass sie auch heute noch, nach mehr als 20 Jahren Erfahrung als Yogalehrerin, manchmal irgendwie ein Arschloch ist. Mache Yoga passend für dein Leben und nicht dein Leben passend für Yoga. Das ist Alannas Botschaft. Alles ist okay, so wie es ist. Das ist das Schöne an Yoga. Yoga urteilt nicht. Nichts muss, niemand muss. Yoga vollbringt keine Wunder. Die Wunder sind wir schon selbst. Yoga erinnert uns höchstens daran. Es kann vieles. Aber nicht alles.

Während unserer Ausbildung ließ uns Alanna manchmal mit verbundenen Augen Yogaposen einnehmen, und von außen betrachtet sah das in dem Moment sicher ein bisschen „weird" aus. Oder zumindest brutal langweilig. Aber trotzdem hatten wir danach alle wieder dieses Gefühl, dass irgendetwas Großartiges passiert war. Um gleich mal alle Illusionen zu zerstören: Wir haben einfach Gymnastik gemacht. Mit verbundenen Augen. Das klingt noch unspektakulärer und uncooler als ein Konzertbesuch bei den Wildecker Herzbuben. Aber irgendwas passierte dabei, das sich so ganz anders anfühlte als der Gymnastikunterricht, den wir in der Schule so hassten. Es ist das, was viele Menschen erleben, wenn sie Yoga machen. Glücksgefühle, und zwar andere als beim Joggen oder im Urlaub.

Was genau es mit diesen Glücksgefühlen auf sich hat, das soll unter anderem dieses Buch erklären. Was macht Yoga mit uns? Was kann es besser als Fußball und Skifahren, und warum ist es eigentlich doch gar nicht mit diesen Sportarten zu vergleichen, obwohl es im Westen als Fitnesskonzept verstanden wird? Warum kann jeder – sei er noch so ungelenkig, alt oder gar ein Mann – Yoga machen? Weshalb raten Ärzte zu Yoga? Darüber hinaus möchte ich mit einigen Klischees und Vorurteilen aufräumen, die über Yoga kursieren. Zum Beispiel, dass man als Yogi kein Fleisch essen darf. Oder dass man im Yoga nur rumsitzt und Om chantet. Und den Spruch von der Vereinigung von Körper, Geist und Seele können Sie glatt vergessen. Die sind ja sowieso schon vereint. Oder haben Sie schon mal jemanden ohne Kopf herumlaufen sehen?

Kapitel 1

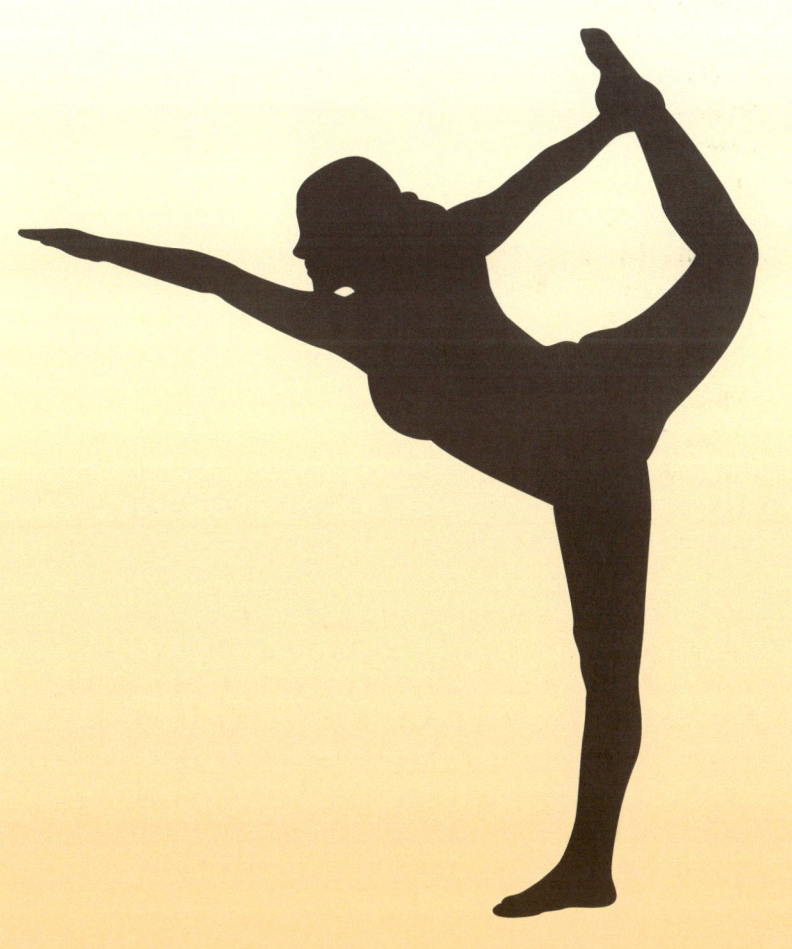

OM STATT OMEPRAZOL?

Klischee: Yoga heilt alle Krankheiten.

Das stimmt nicht. Auch in Tibet und Mysore gehen die Menschen zu einem Arzt, wenn sie krank sind. Wann Yoga trotzdem helfen kann.

Das Buch *Licht auf Yoga* ist erstmals 1966 erschienen und gilt bis heute als *das* Lehrbuch des Hatha-Yoga. Es ist in 17 Sprachen übersetzt worden und ein absoluter Bestseller. Der Autor B. K. S. Iyengar wurde vom *Time Magazine* 2004 zu einem der einflussreichsten Männer der Welt gekürt. 2014 verstarb Iyengar im Alter von 95 Jahren. „Wer Yoga übt, entfernt das Unkraut aus dem Körper, so dass der Garten wachsen kann", hat er über Yoga gesagt. Nun gut, das mag sich zunächst etwas seltsam anhören. Aber es stimmt. Wie viel Unkraut wir alle in unserem Körper tragen, lässt sich alleine schon daran erkennen, dass uns permanent Gedanken und Bilder durch das Hirn rasen, die zum Teil nicht einmal Sinn ergeben. Man könnte jetzt natürlich sagen, na und? Wo ist das Problem? Aber dieses ständige Kopfkino ist anstrengend. Unkraut haftet generell etwas Störendes an. Das gilt auch für das Unkraut im Kopf, das man auch einfach Stress nennen könnte.

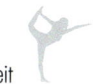

Wir haben es verlernt, unserem Kopf eine Pause zu gönnen. Oder uns so sehr nur auf eine einzige Sache zu konzentrieren, dass unserem Gehirn vor lauter Gedankenquatsch nicht schwindelig wird. Doch Yoga schafft das: dass wir uns voll konzentrieren und für einige Momente einmal an rein gar nichts denken. Das geht wirklich und ist sehr … sagen wir einmal „befreiend". Das ist das, was Menschen meinen, wenn sie sich nach einer Yogastunde so gut fühlen, aber nicht erklären können, warum. In Wirklichkeit passiert etwas in unserem vegetativen Nervensystem, das für viele von uns nur sehr schwer zu fassen ist. Und das ist der Zauber von Yoga. Neben den verschwindenden Rückenschmerzen natürlich und der neuen Beweglichkeit, den wachsenden Bauchmuskeln und dem besser definierten Gluteus Maximus – den Nebenwirkungen also, die eine regelmäßige Yogapraxis beispielsweise noch so mit sich bringt.

Einmal an nichts denken

Es gibt eine Illustration von Janosch. „Herr Janosch, Herr Janosch: Wie heilt man sich selbst?", steht da über dem Mann in der tigerentengestreiften Latzhose, der auf dem Kopf steht. „Kopfstand. Das ist Yoga, alles wird umgekehrt, und oben wird unten, und kaputt wird voll gut", ist Janoschs Antwort. Das ist sehr süß und eine schöne Definition für diejenigen, die wie ich der Meinung sind, dass es manchmal hilft, seine Welt auf den Kopf zu stellen. Es erklärt aber nicht alles. Der Essener Psychologe und Mediziner Dr. Holger Cramer bezeichnet Yoga als starke, konzentrierte Hinwendung zum Körper. Das trifft es ziemlich genau. Man achtet einfach besser darauf, was im Körper geschieht. Dass Yoga Auswirkungen auf unseren Körper haben kann, ist vielen Wissenschaftlern nicht entgangen, und daher gibt es mittlerweile unzählige Studien, die sich damit beschäftigen. Spätestens, als Maharishi die Beatles in den 1960er Jahren in die Geheimnisse der Transzendentalen Meditation einweihte, begann auch die westliche Schulmedizin, sich für fernöstliche Methoden zu interessieren. Heute gibt es zum Glück viele Studien über die positiven Eigenschaften von Yoga. Nachzulesen sind sie beispielsweise im Internet auf *Pubmed.com*, einer Meta-Datenbank mit medizinischen Artikeln.

Vor allem in den USA wird mehr und mehr Geld in die Yoga-Forschung gesteckt. Und hierzulande zieht man nach. Manche

Yogakurse werden von Krankenkassen bezuschusst – jeder, der mit Yoga beginnt, sollte sich über diesbezügliche Möglichkeiten informieren –, und das hat verschiedene Gründe. Beigetragen hat dazu unter vielen anderen Dr. Holger Cramer. Auch er beschäftigt sich mit wissenschaftlichen Studien zum Thema Yoga. Für ihn hat sich bestätigt, dass Yoga eine wirksame Methode gegen Rücken- und Nackenschmerzen ist. Dabei scheinen vor allem körperbetonte Yogaformen wie Iyengar-Yoga oder Viniyoga wirksam zu sein. Die bislang durchgeführten Studien deuten darauf hin, dass Yoga nicht nur vorbeugend, sondern auch schmerzlindernd und heilend auf Nacken- und Rückenprobleme wirken kann. Das liegt daran, dass Yoga die Muskulatur gerade in diesen Bereichen aufbaut, was wiederum dafür sorgt, dass wir eine bessere Haltung einnehmen können.

In einer seiner Studien fand Cramer heraus, dass bereits neun Wochen regelmäßigen Yogaunterrichts chronische Nackenschmerzen lindern können. Er beobachtete zwei Gruppen, die beide täglich zehn Minuten Rückenübungen zu Hause absolvierten. Eine Gruppe aber praktizierte zusätzlich zusammen mit einem zertifizierten Yogalehrer und Physiotherapeuten einmal in der Woche Iyengar-Yoga. Beide Gruppen berichteten nach neun Wochen über geringere Nackenschmerzen, aber die Yogagruppe war deutlich erfolgreicher. Ihre Teilnehmer fühlten sich mobiler und zeigten durchgehend eine allgemein verbesserte Lebensqualität. Yoga erlebten sie als Stressmanagement- und aktive Selbsthilfestrategie, mit der sie in belastenden Situationen Schmerz lindern oder sogar vorbeugen konnten. Einige Patienten konnten dadurch sogar den Gebrauch von Schmerzmitteln reduzieren.

Iyengar-Yoga gegen Rückenschmerzen

Durch ihr neues Körperbewusstsein begannen die Patienten zudem, bewusst auf ihre Körperhaltung zu achten und Fehlhaltungen zu verändern, wodurch sie den Schmerzen weiter entgegenwirkten. Sie erkannten ihre Grenzen besser und waren eher bereit, diese zu respektieren. „Gerade bei Nackenschmerzen gehen oft Haltungsprobleme mit einher. Dadurch werden die Nackenschmerzen natürlich noch schlimmer", erklärt Cramer. „Die Patienten unserer Studie, die Yoga machten, konnten im Alltag

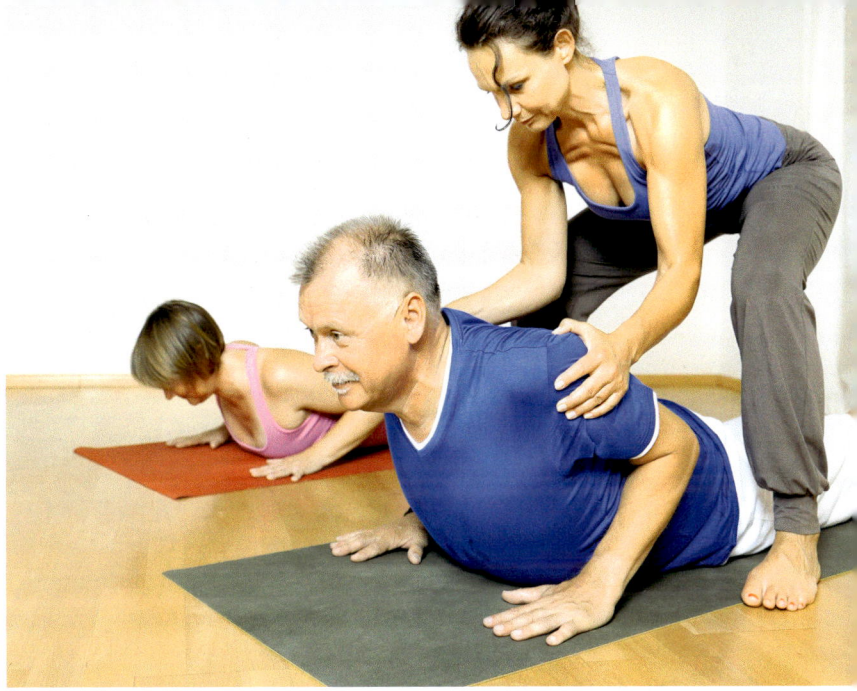

Gerade bei Beschwerden wie Rückenschmerzen kann Yoga helfen – auch älteren Menschen.

plötzlich auch besser auf ihre Körperhaltung achten. Sie spürten beispielsweise, wenn ihre Schultern zusammenfielen, und achteten dadurch mehr darauf, wieder eine gute Haltung einzunehmen." Natürlich hilft allein schon die richtige Haltung bei Nacken- und Rückenschmerzen ein wenig weiter.

Nackenschmerzen sind in unserer Gesellschaft ein Volksleiden geworden. Wir sitzen zu viel, vorwiegend am Computer, schlafen in unbequemen Positionen und vernachlässigen unsere Körperhaltung. Wer von uns achtet schon darauf, dass die Schultern beim Gehen nicht hängen, dass der Rücken beim Sitzen nicht krumm ist oder dass das Becken beim Stehen in der richtigen Position ist – nämlich leicht aufgerichtet und nicht vor den Schultergürtel geschoben? Deswegen ist es so wichtig, sich damit auseinanderzusetzen.

„Bei Rücken- und Nackenschmerzen hilft es grundsätzlich, sich zu bewegen", sagt Cramer. Das wisse man heute. „Prinzipiell ist es egal, wie man sich bewegt, aber beim Yoga kommt noch der soziale Aspekt hinzu, ohne dass ich, wie bei anderen Sportarten, mit meinen Mitstreitern in Konkurrenz treten muss." Zusätzlich habe Yoga einen starken Entspannungseffekt, und gerade das sei ein wichtiger Punkt, wenn es um Rücken- oder Nackenschmerzen gehe. „Patienten mit Rücken- und Nackenschmerzen müssen oft noch mal lernen, wie sie sich entspannen können, weil die Schmerzen eine permanente Spannung erzeugen." Yoga kombiniert Bewegung und Entspannung, und genau das macht es so wertvoll.

Das Karolinska Institutet in Stockholm hat in einer weiteren Studie festgestellt, dass Yoga zu den kostensparendsten Methoden zählt, Rückenschmerzen im unteren Bereich der Wirbelsäule zu behandeln. Kein Wunder also, dass Krankenkassen Yogakurse so gerne bezuschussen. Mittlerweile gebe es auch vielversprechende Studien zum Thema Osteoporose, berichtet Cramer. „Einige dieser Studien zeigen, dass Yoga die Knochendichte verbessern kann." Wenn es darum geht, Osteoporose vorzubeugen, ist Bewegung, also sportliche Betätigung, ohnehin gut. Für Menschen, die bereits an Osteoporose leiden, mag das nicht wie die richtige Lösung klingen. Hier können Bewegungstherapien wie Yoga aber die motorischen Fähigkeiten und die Balance merklich verbessern.

Cramer hat außerdem herausgefunden, dass Yoga körperliche und psychische Akut- und Spätfolgen von Brustkrebserkrankungen lindern kann. „Wie man weiß, ist starke Erschöpfung oft eine Begleiterscheinung der Brustkrebserkrankung, aber auch eine mögliche Nebenwirkung der Chemotherapie. Hier kann Yoga helfen. Was wir ebenfalls kürzlich in einer Studie herausgefunden haben, ist, dass Yoga bei menopausalen Beschwerden hilft. Brustkrebspatientinnen müssen häufig antihormonelle Medikamente einnehmen, die frühzeitig Wechseljahrbeschwerden auslösen können. Diesen kann Yoga entgegenwirken. Es ist aber wichtig, zu erkennen, dass Yoga keinesfalls eine Alternative zur Chemotherapie ist. Yoga lindert Begleiterscheinungen von Krebs oder Therapie, ist aber kein Heilmittel für Krebs. Yoga erhöht lediglich die Lebensqualität von Brustkrebspatienten." Yoga ist also als unterstützende Therapie zu sehen. Studien zeigen zudem, dass Yoga auch gesunden Frauen mit Wechseljahrbeschwerden als Hormontherapie helfen kann. Mit gewissen Yogaübungen in Verbindung mit

Yoga als Hormontherapie

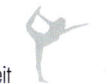

einer speziellen Atemtechnik können Eierstöcke, Schilddrüse und Hypophyse stimuliert werden. Diese Übungen regen so die Hormonerzeugung auf natürliche Weise an.

Ebenfalls erwiesen ist, dass Yoga Angst und Stress reduzieren kann, da es den Spiegel von Cortisol, einem Stresshormon, im Blut senkt. Die Boston University School of Medicine untersuchte außerdem den Zusammenhang zwischen Yoga und Gamma-Aminobuttersäure-Konzentration im Gehirn. Gamma-Aminobuttersäure (kurz GABA) ist ein Botenstoff, der Angst und Stress lindert, indem er unsere Gedanken beruhigt. Es wird vermutet, dass Depressionserkrankungen mit einem niedrigen GABA-Spiegel zusammenhängen, da Menschen, die an Depressionen oder Angsterkrankungen leiden, meist weniger GABA als gesunde Menschen haben. Die Studie kam nun zu dem Ergebnis, dass bei Menschen, die regelmäßig Yoga trieben, der GABA-Spiegel durchschnittlich um 27 Prozent anstieg. Dieser Anstieg erklärt auch das Glücksgefühl

Glücksgefühle nach der Yogastunde

nach einer Yogastunde, das viele Yogis kennen. Besonders Yogaübungen, die der Körperaufrichtung dienen, können Depressiven helfen. Diese Asanas, so nennt man die Körperstellungen im Yoga, sind stimmungshebend – was wahrscheinlich wiederum mit GABA in Zusammenhang zu bringen ist.

Yoga hat noch eine ganze Reihe weiterer nützlicher „Nebenwirkungen". Es erhöht beispielsweise die Reaktionsfähigkeit und verhilft zu einem besseren Körperbewusstsein – nicht nur in der Yogastunde. Ein besseres Körperbewusstsein? Das mag ziemlich abgehoben klingen, fast so wie Unkraut im Körper. In der Tat ist es aber extrem praktisch, denn unser Körper ist unwahrscheinlich intelligent. Wenn wir ihm nur mehr zuhören würden, ließe sich so manches verhindern. Schmerzen etwa sagen uns immer, dass irgendetwas nicht stimmt. Es liegt dann aber an uns, etwas mit dieser Information anzufangen. Ein gutes Körperbewusstsein kann da ziemlich hilfreich sein. Wer regelmäßig Yoga treibt, lernt, sich auf seinen Körper einzulassen und ihm auch zuzuhören. Denn bei Yoga geht es nicht um schneller, höher, weiter. Das ist einer der Unterschiede zu anderen Fitnesskonzepten oder Sportarten. Yoga sollte frei von Konkurrenzdenken sein. Es geht um den eigenen Körper, darum, sich wohlzufühlen – auch wenn man das bei manchen Dehnhaltungen kaum glauben mag.

2013 erschien im *Geo*-Magazin eine 23-seitige Reportage darüber, „was Yoga kann". Einige der oben genannten Studien werden auch dort zitiert. Die Autorin Hania Luczak ist nicht nur eine mehrfach preisgekrönte Journalistin, sie ist auch Biochemikerin und normalerweise niemand, der leicht durch Heilsversprechen zu beeindrucken ist. Sie mache einen großen Bogen um „räucherstäbchenselige Sinnfindungsinstitute", schreibt sie in ihrem Artikel. Vielleicht haben deswegen bei diesem Bericht plötzlich viele aufgehorcht, die für Yogatreibende bisher nur mitleidige Blicke übrig hatten. Schließlich handelt es sich bei *Geo* um ein Magazin, das sich mit neuen wissenschaftlichen Trends beschäftigt und für seine ausführlichen und gut recherchierten Reportagen bekannt ist. Und eben hier war nun zu lesen, dass hinter Yoga mehr steckt als Räucherstäbchenseligkeit.

Es ist kein Geheimnis, dass Stress krank machen kann. Bei bis zu 80 Prozent aller Krankheiten sollen Stress und ein damit verbundener ungesunder Lebensstil ursächlich oder beteiligt sein, schreibt Luczak. Durch Meditation, bestimmte Atemtechniken und Körperübungen lasse sich Stress zähmen. Dass Yoga auch bei Migräne helfen und Bluthochdruck senken kann, erfuhr die Journalistin von Andreas Michalsen, Chefarzt der Abteilung Naturheilkunde im Immanuel Krankenhaus Berlin und Professor der Charité-Universitätsmedizin Berlin. Was Yoga Sport voraus hat, ist die Kombination von Atemübungen, Meditation und Körperübungen. Alles gehört zusammen, und durch die Koppelung von Atmung und Übungen erreicht man viel. So lässt sich durch eine effektivere Atmung der Puls senken – das lässt sich ganz einfach ausprobieren, dazu muss man kein Yoga praktizierender Mönch sein.

Michalsen hat unter anderem herausgefunden, dass sich der Stresslevel von Menschen mit Herzerkrankungen und Bluthochdruck nach nur drei Monaten Yogatraining reduzierte. Auch Cramer forscht im Bereich Herzkreislauferkrankungen. Hier gäbe es noch vieles zu erkunden. Sicher sei allerdings, dass durch Yogatherapie der Blutdruck tatsächlich gesenkt werden könne. Doch er betont auch: „Yoga ist kein Ersatz für Medikation. Die Studienlage zeigt, dass mit Yoga der Blutdruck *zusätzlich* gesenkt werden kann. Auch Blutzuckerentgleisungen können durch Yoga verbessert werden. Und bei manifesten Herzerkrankungen, also beispielsweise bei Patienten, die einen Herzschrittmacher haben, hilft Yoga durchaus, die Lebensqualität zu verbessern. Es gibt Hinweise darauf, dass durch Yoga Vorhofflimmern verringert werden kann." Hier ist aber auch Vorsicht geboten. Yoga bedeutet in diesem Fall nicht, sich auf den Kopf zu stellen. Doch die richtigen Yogaübungen in Kombination mit einer gesunden Ernährung können bei Herzerkrankten erhebliche Gesundheitsfortschritte bewirken. Das vegetative Nervensystem wird ausbalanciert, das Herz schlägt plötzlich ruhiger, die Stresshormone werden gesenkt. Durch die Regulierung der Atemfrequenz auf unter 15 Atemzüge pro Minute hilft Yoga außerdem auch Asthmapatienten.

> Yoga ist kein Ersatz für Medikation

Nicht zuletzt machen die körperlichen Übungen uns fitter: Bänder, Muskeln, Gelenke und Faszien – die Bindegewebshüllen, von denen in letzter Zeit so häufig die Rede ist –, sie alle sind beim Yoga beteiligt. Natürlich können wir sie auch bei anderen Sportarten trainieren, aber die Bedeutung von Stretching und Dehnübungen wird von den meisten Sporttreibenden unterschätzt. Warum? Weil wir beim Sport gerne schnell sind. Das bringen wir automatisch mit Sport in Verbindung. Sport und Langsamkeit, das passt nur selten zusammen. Und Dehnen ist eine ziemlich langsame Angelegenheit. Man braucht viel Geduld, um Dehnübungen korrekt und effektiv auszuführen. Dafür wiederum bedarf es Achtsamkeit, ebenfalls ein Aspekt, der in anderen Sportarten kaum eine Rolle spielt. Natürlich sei es der Idealzustand, wenn man alles, auch Geschirrspülen oder Zähneputzen, mit Achtsamkeit ausführe, sagt Holger Cramer schmunzelnd. Aber wer macht das schon? Auch beim Joggen ist es möglich, achtsam zu sein, aber es ist nicht unabdingbarer Teil davon. Zum Yoga gehört Achtsamkeit dazu.

Vielleicht ist es gerade das, was wir in unserer schnelllebigen Zeit brauchen: Achtsamkeit und Langsamkeit. In einem Interview mit dem *Süddeutsche Magazin* sagte B. K. S. Iyengar 2012:

„Ihr müsst dahin gehen, wo die Gefühle stecken: in den Körper. Die meisten Intellektuellen haben keine Ahnung, wie sie Gefühle und Gedanken in Verbindung bringen können." Und das versucht Yoga. Wir sind umgeben von Hektik, so sehr wir uns auch um Gelassenheit bemühen. Schön beschreibt das der amerikanische Yogalehrer Darren Main in seinem Buch *Yoga and the Path of the Urban Mystic*. Er erzählt darin, wie er morgens aufsteht, zunächst meditiert und einige Yogaübungen ausführt. Er fühlt sich so richtig wohlig entspannt, als er sein Appartement in San Francisco verlässt, um Frühstück zu besorgen. Zunächst wird er beim Überqueren der Straße trotz grüner Fußgängerampel fast überfahren. Die Fahrerin, die gerade noch rechtzeitig auf die Bremse treten kann, zeigt ihm den Stinkefinger, statt sich zu entschuldigen. Im Supermarkt ist er umgeben von hektischen Menschen, und sein Lieblingsjoghurt ist auch noch ausverkauft. Zurück zu Hause schlägt er die Zeitung auf und liest nur über Börsenkrise, Krieg und Naturkatastrophen. Er ist automatisch wieder im Stress. Er hätte am Morgen noch so viele Stunden meditieren können, der Alltagsstress hätte ihn trotzdem irgendwann eingeholt.

Natürlich kann uns Meditation dabei helfen, eine Distanz zu diesem Alltagsstress zu finden. Ganz davon lösen können wir uns aber vermutlich nie. Auch „Meditationsprofis" werden beim Meditieren immer mal wieder von Gedanken und Gefühlen gestört. Das ist auch nicht weiter schlimm. Es geht darum, zu lernen, damit umzugehen. Ich werde immer noch erschrecken, wenn mich ein Auto beim Überqueren des Zebrastreifens fast über den Haufen fährt. Ob ich mich darüber aber noch Stunden später ärgere, ist meine Entscheidung. Genauso ist es mit dem Lieblingsjoghurt, das im Supermarkt ausverkauft ist, obwohl ich mich schon den ganzen Morgen darauf gefreut habe. Besonders gut beobachten kann man übrigens beim Autofahren, wie leicht wir uns stressen lassen. Wie herrlich können wir uns dabei über sieben verlorene Sekunden ereifern! Sind diese sieben Sekunden wirklich so wichtig, oder haben wir es einfach nur verlernt, geduldig zu sein? Ist es wirklich so schlimm, wenn wir fünf Minuten später an unserem Ziel ankommen? Vielleicht ja, aber hätten wir dann nicht einfach etwas früher aufstehen müssen, statt den anderen Autofahrern

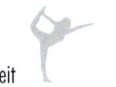

die Schuld an unserer Verspätung zu geben? Ist uns Langsamkeit wirklich so unangenehm, oder ist sie nur ungewohnt geworden? Zu lernen, mit Erwartungen anders umzugehen, hat sehr viel mit Yoga zu tun. Das heißt aber nicht, dass wir abstumpfen sollen. Nachrichtenmeldungen, wie wir sie tagtäglich lesen und sehen, werden uns hoffentlich auch nach jahrelanger Meditationspraxis berühren.

Für viele Menschen ist die Yogamatte angesichts des hektischen Alltags ein Zufluchtsort. Während wir Yoga machen, kann alles Mögliche passieren, aber weil wir gerade sowieso keinen Einfluss darauf nehmen können, spielt es keine Rolle. Das gilt natürlich auch für alle anderen Sportarten und Hobbys, bei denen man sein Mobiltelefon mal aus den Augen lässt. Nirgendwo wird es aber so offen thematisiert wie beim Yoga, und nirgendwo ist das Verweilen im Moment, in der Gegenwart ein so wesentliches Element. Wenn der Yogalehrer dann auch noch betont, dass wir immer wieder auf diese Yogamatte zurückkehren und hier zur Ruhe kommen dürfen, nehmen wir ihm das sogar ab.

Die Yogamatte als Zufluchtsort

Im Zeitalter des Burnout-Syndroms wird die Entschleunigung plötzlich wieder interessant. Eine ganze Weile hatten Ruhe und Erholung einen schlechten Ruf, und nur wer so richtig viel Stress hatte, erschien wichtig. Heute gibt es Magazine, die heißen *Flow – Das Magazin für Achtsamkeit, Positive Psychologe und Selbstgemachtes* oder *Happinez* oder *My Harmony – Das Magazin für gute Ideen und schöne Gedanken*. Sie haben eine Auflage von über 100.000 Exemplaren. Es sind die hippen Menschen, die in den Zeitschriftenläden stehen, mit einem Coffee-to-go in der Hand, und diese Magazine durchblättern. Es sind dieselben Leute, die in Berlin, München oder Hamburg am Abend nach dem Job, der ihnen ein ziemlich gutes Gehalt einbringt, ihre Yogamatten ausrollen. Weil es ihnen guttut. Irgendwann, vielleicht nachdem sie die *Geo*-Reportage gelesen haben, konnten sie sich überwinden und sind zum Yoga gegangen. Oder vielleicht hat es ihnen ihr Arzt empfohlen.

In Los Angeles sitze ich in der Praxis von Dr. Steven M. Krems. Er ist ein Arzt, wie man sich Ärzte aus Los Angeles wohl vorstellt.

Ohne Probleme könnte er in einer dieser kalifornischen Fernseh-serien mitspielen, in der alle Menschen so unglaublich gut und gesund aussehen. Obwohl er über das Alter, in dem andere ihre Midlife-Crisis haben, längst hinaus ist, wirkt er topfit. Er ist unter anderem der Mannschaftsarzt des NBA-Teams L.A. Clippers, des Basketball-Teams, das zwar etwas weniger bekannt ist als die Stadtrivalen Lakers, aber zuletzt deutlich erfolgreicher spielte. Ich frage Krems, wie häufig er seinen Patienten Yoga empfiehlt. (Ich hatte gelesen, dass in den USA angeblich 14 Millionen Menschen Yoga durch ihren Arzt empfohlen worden sei. Mir erscheint diese Zahl zwar etwas hochgegriffen, und vor allen Dingen stelle ich es mir relativ schwierig vor, sie statistisch zu erfassen, dennoch bin ich beeindruckt.) Krems lacht. Ein praktizierender Allgemein-mediziner, ein Arzt, dem nicht nur die Frauen, sondern auch 2,11 Meter große Profi-Basketballspieler vertrauen, sagt: „Erst heute habe ich es wieder empfohlen."

Es sei eine junge Patientin gewesen, noch keine 30, die sich bei ihm über Kopf-, Nacken- und Rückenschmerzen beklagt habe. Nach einigen Fragen bestätigte sich, was Krems sofort vermutet hatte: Diese Frau stand unter Druck. Sie war gestresst von ihrem Alltag. „Es gibt keine Pillen für das, was Yoga kann", sagt Krems. Er selbst praktiziert Yoga seit 1992. „Es hat mich immer vor Verlet-zungen geschützt." Wenn ein Basketballspieler der Clippers ihm sage: „Ich möchte meine Karriere verlängern", habe er nur eine Empfehlung: Yoga. Das sei der einzige ratsame Weg. „Wenn ältere Menschen kommen, empfehlen wir Ärzte ihnen immer Stretching, Kräftigung und Entspannungsübungen. Warum also sollte Yoga für irgendjemanden schlecht sein?"

Bei vielen Zipperlein greifen wir schnell zu Medikamenten, statt zunächst nach den Ursachen zu forschen. Es sei schade, sagt Krems, dass Menschen heute, wenn sie nicht schlafen könnten, Schlaftabletten schluckten, statt der Ursache auf den Grund zu gehen. Es wird geschätzt, dass zwischen 50 und 70 Millionen Ame-rikaner unter Schlafstörungen leiden. Auch in Deutschland zählen Schlafstörungen zu den häufigsten Patientenbeschwerden. Und bei der Hälfte der Betroffenen muss das Schlafproblem behandelt werden, weil es chronisch geworden ist. Schon 2004 veröffent-

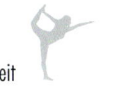

lichte Bostons Brigham and Women's Hospital (BWH) eine Studie, wonach Frauen mit Schlafstörungen nicht nur ihre tatsächliche Schlafzeit verlängern konnten, sondern auch effektiver schlafen konnten, wenn sie regelmäßig Yoga praktizierten. Die Teilnehmerinnen der Studie schliefen schneller ein und brauchten am Morgen weniger lange, um wieder richtig wach zu werden.

Yoga kann also so einiges, aber trotzdem nicht alles. Die Einstellung, „Ach, Yoga wird's schon richten", ist nicht der richtige Weg. Keinem Bluthochdruckpatienten ist geraten, von heute auf morgen seine Medikamente abzusetzen und es stattdessen mit Yoga zu versuchen. Vielleicht macht es zunächst mal die Kombination aus beidem. Und je nachdem, wie sich Yoga auf die Krankheit auswirkt, kann man dann irgendwann vielleicht wirklich die Medikamentendosis verringern. In meiner Ausbildung habe ich vieles gehört, was Yoga kann, aber auch, was nicht. Yoga kann Multiple Sklerose nicht heilen. Yoga heilt keine Psychosen. Yoga in Verbindung mit gesunder Ernährung kann Diabetes Typ 2 heilen, aber nicht Diabetes Typ 1 – der ist leider grundsätzlich noch nicht heilbar. Yoga kann auch den Grünen Star nicht heilen. Es ist sogar so, dass Patienten mit Grünem Star unter gar keinen Umständen Umkehrhaltungen machen sollen, wie beispielsweise einen Handstand, da sich dann der Augeninnendruck erhöht. Das wiederum bedeutet nicht, dass jemand mit Grünem Star kein Yoga machen darf. Die Übungen müssen aber entsprechend angepasst werden. Das gilt genauso für Bluthochdruckpatienten oder Herzkranke. „Beim Bluthochdruck haben wir keine verlässlichen Daten darüber, dass Umkehrhaltungen diesen Patienten schaden, aber es ist naheliegend", sagt Dr. Cramer. „Weil diese Menschen tendenziell ein hohes Schlaganfallrisiko haben, soll der Blutstrom zum Gehirn nicht erhöht werden."

Eine regelmäßige Yogapraxis führt übrigens auch nicht zu schmerzfreien Geburten – ich spreche da aus eigener Erfahrung. Doch genau das hatte eine Yogalehrerin in Kalifornien mir gegenüber einmal behauptet – aber vielleicht hatte die Frau auch einfach nur eine andere Vorstellung von „schmerzfrei" als ich ... Dennoch ist eine Schwangerschaft ein wunderbarer Grund, mit

> Yoga kann vieles, aber nicht alles

Yoga anzufangen, wenn man es nicht schon vorher probiert hat. Viele Schwangere haben mit Rückenschmerzen zu kämpfen, denen Yoga, wie bereits beschrieben, erwiesenermaßen entgegenwirken kann. Es kann darüber hinaus sehr angenehm sein, durch verschiedene Yogapositionen das Gewicht des Kindes für eine Weile vom Becken zu nehmen oder, wenn das Baby von unten auf das Zwerchfell drückt, durch Yogaübungen wieder mehr Raum zum Atmen zu finden. Die Beckenbodenmuskulatur wird trainiert, und nicht zuletzt hilft das Erlernen der richtigen Atmung, bei den Wehen ruhig zu bleiben.

Yoga kann also vieles positiv unterstützen. Ein Allheilmittel ist es nicht. Es gibt auch keine Sensations-Asanas, keine Einzelübungen, die wie Wunderpillen gegen bestimmte Beschwerden wirken. Das wäre ja schön einfach! Dann würden wir überall nur noch Yogatreibende sehen, die in der Öffentlichkeit schnell mal eine Yogastellung einnehmen, um Kopfschmerzen oder akute Verstopfung zu bekämpfen. Yoga ist nicht die Lösung für alles, und tatsächlich gehen auch die Menschen in Tibet und im indischen Yoga-Mekka Mysore zum Arzt, wenn sie krank sind. In Indien gibt es viele sehr gut ausgebildete Mediziner. Sie alle wären arbeitslos, wenn Yoga ein Allheilmittel wäre. „Der Buddha ist nicht im Alter von 29 Jahren aus seinem Königshaus ausgezogen, um eine Methode zu finden, Hämorrhoiden zu kurieren", zitiert *Spiegel*-Autor Ulrich Schnabel den Religionswissenschaftler und praktizierenden Buddhisten Alan Wallace. Damit will er sagen: Meditation wurde nicht erfunden, um Krankheiten zu heilen. Sie kann andere Therapien ergänzen, nicht ersetzen. Und so ist es auch mit Yoga.

Tatsächlich können akut Kranke mit der plötzlichen Verschreibung von Yoga auch überfordert sein. Es ist also immer genau abzuwägen, wann Yoga weiterhelfen kann und wann nicht. Und alleine, ohne Anleitung eines ausgebildeten Yogalehrers – und nicht einfach mit einer DVD bewaffnet! – sollte sich niemand, der nicht fortgeschritten ist, auf die Yogamatte begeben. Ein Lehrer, der Fehlstellungen korrigiert und Hilfestellung gibt, ist ganz wichtig für Anfänger. Und bei aller Euphorie, die Yogatreibende gerne verbreiten, sollte man nicht vergessen, dass die Wissenschaft beim Thema Yoga immer noch einiges zu tun hat.

Kapitel 2

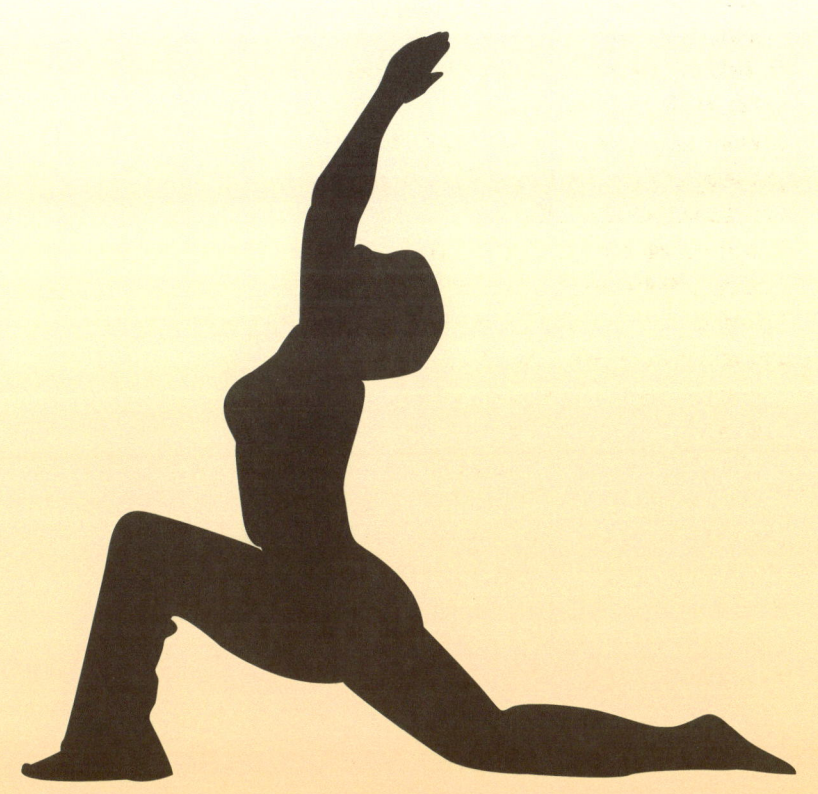

RUPTUR IN WOLLSOCKEN

Klischee: Yoga ist doch nur Rumsitzen in Wollsocken.

Yoga kann sehr anstrengend sein. Und es wird auch mit der Zeit nicht einfacher. Wie bei jeder anderen Bewegungsform kann man sich beim Yoga verletzen. Aber man kann sich auch vor Verletzungen schützen. Zum Beispiel, indem man seinen Yogalehrer sorgfältig auswählt.

Ja, Yoga birgt, wie jede andere körperliche Betätigung auch, Gefahren. Wer bislang dachte, Yoga sei nur Rumsitzen in Wollsocken, sollte sich mal in Deutschlands Orthopädiepraxen begeben. Welche Yogaverletzungen so mancher Patient dorthin mitschleppt, lässt einen mit den Ohren schlackern. Dennoch ist es natürlich übertrieben, zu behaupten, Yoga sei gefährlich. Die größte Gefahr beim Yoga ist falscher Ehrgeiz. Deswegen war es gar keine so schlechte Idee, als Alanna Kaivalya uns während unserer Ausbildung Yogaübungen mit verbundenen Augen durchführen ließ. Hätte uns dabei jemand zugesehen, hätte er sich wahrscheinlich gefragt, welcher verrückt gewordenen Sekte wir angehören. Doch obwohl es absolut nicht zu meiner täglichen Yogapraxis gehört:

Yoga mit verbundenen Augen ist ziemlich genial. Es führt dazu, dass man sich noch mehr auf den eigenen Körper konzentriert. Man lässt sich nicht davon beeindrucken, dass die Yogamattennachbarin gerade ihr Bein hinter den Kopf klemmt, oder wird abgelenkt, weil man im Spiegel noch mal schnell prüfen will, wie die Frisur sitzt. Tatsächlich muss ich mich mit verbundenen Augen ziemlich konzentrieren, um die einfachsten Yogaübungen korrekt auszuführen, so sehr habe ich mich daran gewöhnt, meine Positionen mit Hilfe eines Spiegels zu korrigieren.

Ich möchte keinem Anfänger an dieser Stelle raten, Yoga mit verbundenen Augen zu üben. Trotzdem sollte man den Blick zum Mattennachbarn unterlassen, denn der führt oft genug zu falschem Ehrgeiz. Körper sind unterschiedlich. Nur weil die superdehnbare Ex-Turnerin neben mir gewisse Positionen einnehmen kann, heißt das nicht, dass sie die Yogaübungen besser macht und ich mich schämen muss, wenn ich mich nicht so verknoten kann wie sie. Nicht jeder muss jede Position erreichen, oft liegt es schlichtweg an der individuellen Anatomie, was möglich ist und was nicht. Sich mit anderen zu messen, hat keinen Platz beim Yoga, gerade weil die Anatomie unserer Körper so unterschiedlich ist.

Es war der amerikanische Journalist William J. Broad, der in den USA mit seinem Buch *The Science of Yoga* für Empörung unter Yogafans sorgte. Er schreibt darin auch über Yogas dunkle Seiten, berichtet von Verletzungen, die passieren können, und zeigt mit Hilfe wissenschaftlicher Studien, dass Yoga auf viele Krankheiten überhaupt keinen Einfluss nehmen kann. Das Buch ist keine Kampfschrift gegen Yoga, im Gegenteil. Broad praktiziert selbst mit Begeisterung Yoga. Er ist überzeugt davon, dass Yoga den Blutdruck senken, antidepressiv wirken und sogar den Sex verbessern kann. Aber er weist eben auch darauf hin, dass Yoga nicht automatisch gut und gesund ist. Es kommt darauf an, wie man es macht.

„Pop, pop, pop"

Noch vor seinem Buch hat er einen Artikel über Verletzungsrisiken beim Yoga veröffentlicht. Darin berichtete ein Yogalehrer, wie er in Indien mit ansehen musste, wie einem Yogi bei einer Wirbelsäulendrehung drei Rippen brachen: „Pop, pop, pop", schrieb Broad, um die Absurdität dessen noch zu verdeut-

lichen. Er berichtete von Lehrern, welche die Übung des Herabschauenden Hundes, bei der der Körper ein umgekehrtes V bildet,
so extrem ausführten, dass ihre Achillessehnen rissen. Es ist nicht
verwunderlich, dass Orthopäden, die mit solchen Patienten in
Berührung kommen, Yogatreibende für wahnsinnig halten.

„Wenn Orthopäden etwas gegen Yoga haben, dann liegt das
möglicherweise daran, dass ihnen im Berufsalltag eher die Verletzungen begegnen, als dass sie es mit den Vorteilen von Yoga
zu tun haben. Bis auf diejenigen, die persönlich gute Erfahrungen
mit Yoga gemacht haben natürlich", sagt Dr. Sven Thomas Falle.
Der Wiener ist Oberarzt auf dem Gebiet der Unfallchirurgie und
Sporttraumatologie sowie Notfall-, Ernährungs- und Sportme-
diziner. Und Yogafan. Er arbeitet viel mit Triathleten zusammen,
unterstützt sie in der Wettkampfvorbereitung und empfiehlt ihnen
nicht selten Yoga. Falle kennt natürlich auch Verletzungen beim
Yoga. Aber er sagt: „Generell muss man sich fragen, woher Verletzungen und Beschwerden eigentlich kommen. Wir haben oft
ein falsches Bild. Da will man einen Menschen, der seit Jahren
gute acht Stunden täglich vor dem PC sitzt, in einen Schulterstand
bringen, den er mit seinem geplagten Nacken aber gar nicht mehr
zustande bringen kann. Hier bedarf es Vorübungen und Alterna-
tiven, bis der Schüler körperlich und geistig dafür bereit ist. Wir
dürfen nicht vergessen, dass viele der klassischen Yogapositionen
aufgrund unserer meist hauptsächlich sitzenden Lebensweise für
einen Großteil der Menschen gar nicht aus dem Stand heraus
möglich sind. Das fängt bereits beim Sonnengruß an."

Unsere westliche Lebensweise ist einer der Faktoren, die das
Risiko, sich beim Yoga zu verletzen, erhöhen. In Indien war es
früher ziemlich normal, sehr lange auf dem Boden zu sitzen. Im
Westen ist das ein bisschen anders. Wir sitzen zwar (zu) lange,
aber nicht auf dem Boden. Das bedeutet auch, dass

**Unflexible
Hüften und Knie**

unsere Hüften und Knie nicht ganz so flexibel sind
wie die der Inder, die es gewohnt waren, stundenlang auf dem Boden sitzend zu essen oder in der Hocke
verschiedene Arbeiten auszuführen. Wir müssen immer an diese
Unterschiede denken, wenn es um Yoga geht. Der Lotossitz – eine
Haltung mit verschränkten Beinen, wobei der rechte Fuß auf dem

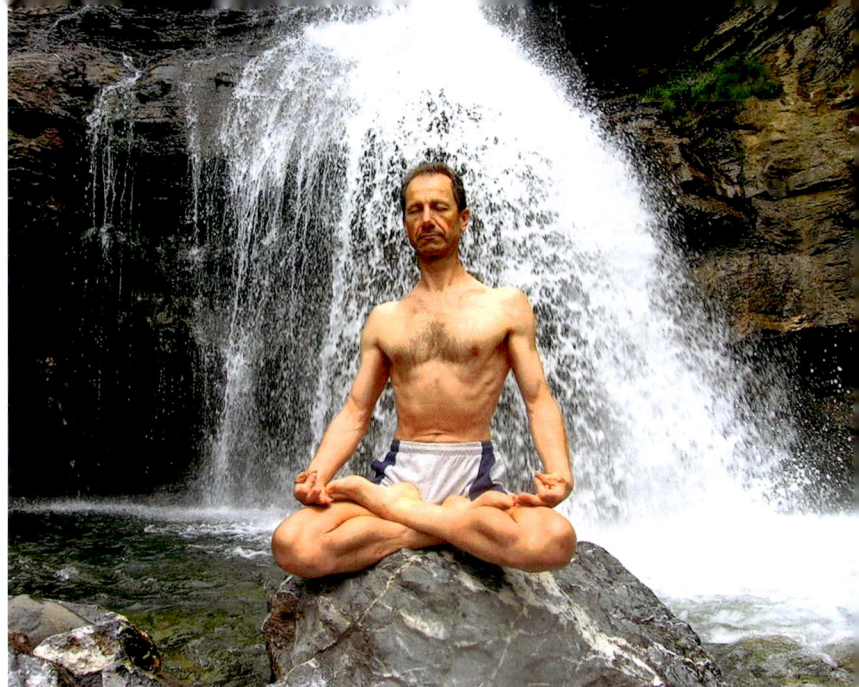

Für Menschen in der westlichen Welt oft schwierig auszuführen: der Lotossitz.

linken Oberschenkel nahe der Leistenbeuge und der linke Fuß entsprechend auf dem rechten Oberschenkel ruht – ist nicht natürlich für unsere westliche Welt. Das heißt nicht, dass wir es nicht lernen können, im Lotos zu sitzen. Zumindest manche von uns.

Es ist aber nicht notwendig, den vollen Lotos zu beherrschen. Das macht einen nicht mehr oder weniger zum Yogi. „Ist die Hüfte nicht bereit für den Lotos und bleibt das Kniegelenk nicht unterhalb des Hüftgelenks, hat das Nebenwirkungen, meist für den Meniskus, zur Folge", sagt Dr. Falle. „Andere klassische Beispiele, die aus medizinischer Sicht kritisiert werden, sind falsche Ausführungen oder Anweisungen wie forcierte Vorwärtsbeugen bei Bandscheibenpatienten. Auch das frühmorgendliche Üben kann für so manchen Rückenpatienten zu intensiv sein, da es aus funktioneller Sicht Sinn macht, bis zu zwei Stunden nach dem Aufstehen zu warten, ehe man sich in Vorwärtsbeugen begibt", erklärt er.

Auch wenn im Yoga gerade Geduld eine wichtige Rolle spiele, sehe man doch häufig eher Ehrgeiz, sagt Falle. Und das liege leider nicht selten an der Unwissenheit der Lehrer, die ihre Schüler unbedingt in Positionen bringen wollen, die denen gar nicht guttun. Wie jeder Boom hat auch der Yoga-Boom seine negativen Seiten.

Plötzlich ist Yoga zu einem Geschäft geworden. Yogalehrerausbildungen sind mitunter extrem kurz. Und jede junge Frau will plötzlich Yogalehrerin werden, auch diejenigen, die sich zuvor nie mit Anatomie auseinandergesetzt haben. Dabei ist Yoga ein sehr komplexes System, das aus mehr besteht, als die meisten Menschen glauben.

„Selbst wenn man Yoga, wie es viele machen, hauptsächlich auf Asanas reduziert – weil sie es sind, die den meisten Menschen und auch Konsumenten als Yoga bekannt sind –, kommt es leider dennoch oft dazu, dass angehenden Lehrern anatomische Basiskenntnisse sowie Physiologiewissen unzureichend vermittelt werden.

Wer in einem Yogastudio übt, sollte mehr Hintergrundinformationen bekommen, was Yoga genau ist und wie die jeweilige Position oder Atemübung korrekt ausgeführt aussieht. Ich habe selbst die Erfahrung gemacht, dass man als Schüler teils nur sehr wenig Wissen vermittelt bekommt und vielfach gar nicht erfährt, warum man was wie macht. In großen Gruppen wird zudem oft sehr wenig auf die korrekte Ausführung geachtet, weil man so vielen Schülern als alleiniger Lehrer gar nicht mehr gerecht werden kann. Deshalb halte ich es für sehr wichtig, dass Anfängerkurse mit geringer Gruppengröße von erfahrenen Lehrern gehalten werden", sagt Vera Mair. Gemeinsam mit Dr. Falle betreibt sie den Blog *Die Gesundheitsexperten*. Mair ist Hatha- und Kundalini-Yogalehrerin und gleichzeitig Ernährungs- und Stressmanagement-Beraterin.

Ein Problem: zu große Gruppen

Heutzutage findet man sich nicht selten in Yogaklassen mit über 30 Schülern wieder. In Kalifornien war ich einmal in einer Klasse mit 70 Übenden. Das Studio war unheimlich stolz darauf, für mich war es eher ein Grund, künftig nicht mehr hinzugehen. Wie soll ein einzelner Lehrer sich auf 70 verschiedene Körper konzentrieren? Wie soll er das mit 30 verschiedenen Körpern machen? Logischerweise wollen die Studios Geld verdienen. Kommen 70 Schüler in eine Stunde, sorgt das natürlich für einen guten Umsatz. Aber dies geschieht auf Kosten der Gesundheit der Schüler, und das ist eines der Probleme, die die zunehmende Popularität von Yoga und die damit einhergehende Kommerzialisierung mit sich bringen.

Es gibt trotzdem noch Studios und auch Lehrer, die Klassengrößen begrenzen. McKenna Rowe führt in Los Angeles das mobile Yogastudio „Chakra 5" mit etwa zehn verschiedenen Lehrern. McKenna und ihre Kollegen unterrichten Yoga dort, wo es ihre Kunden wollen. Es gibt kein eigenes Studio, der Unterricht findet in Firmen, bei Veranstaltungen, sogar in Krankenhäusern statt. „Es ist nicht so einfach, heute einen guten Yogalehrer ausfindig zu machen", sagt McKenna Rowe. „Mehr als 20 Schüler sind meiner Meinung nach zu viel für einen einzelnen Lehrer. Ich denke, es ist wichtig, darauf zu achten, dass der Lehrer Erfahrung hat und auf jeden Fall zertifiziert ist. Und dann muss man einfach die Augen und Ohren aufmachen und sich umhören. Man kann auch andere Lehrer ausprobieren, wenn einem der eine nicht zusagt, und muss nicht direkt hängenbleiben oder aufgeben."

Meine erste Erfahrung mit Yoga war keine gute. Ich besuchte eigentlich eine Pilates-Klasse. Eines Tages schienen alle Teilnehmerinnen etwas schlapp zu sein. Ob wir statt Pilates daher lieber eine Stunde Yoga machen wollten, fragte unsere Trainerin. Die anderen Frauen waren begeistert, und ich wollte keine Spielverderberin sein. Also ging es los. Es war schrecklich. Obwohl ich mich immer als ziemlich gelenkig eingeschätzt hatte, tat mir nach der Stunde alles weh. Vor allem mein Rücken und mein Nacken schienen nicht im Geringsten Profit aus dieser Stunde geschlagen zu haben. Und Entspannung? Die suchte ich vergeblich. Für mich hatte sich bestätigt, was ich über Yoga bislang gedacht hatte: Es ist langweilig und bringt mir gar nichts. Ich gehörte – ohne mich dafür zu schämen – zu den Leuten, die dachten, bei Yoga säße man einfach nur im Schneidersitz herum, während hinter einem, wenn man nur fest genug daran glaubte oder spirituell veranlagt war, die Sonne aufging.

Nun ja, dank einer Freundin, die mir immer wieder von ihrer Yogalehrerin vorschwärmte, gab ich einige Jahre später der ganzen Sache doch noch mal eine Chance. Und das war wie Zauberei. Die Stunde forderte mich. In der Nacht danach lag ich wach und konnte Muskeln spüren, von deren Existenz ich bis dahin nicht einmal etwas geahnt hatte. Dementsprechend heftig war dann auch der Muskelkater am nächsten Tag. Das hat mich beeindruckt.

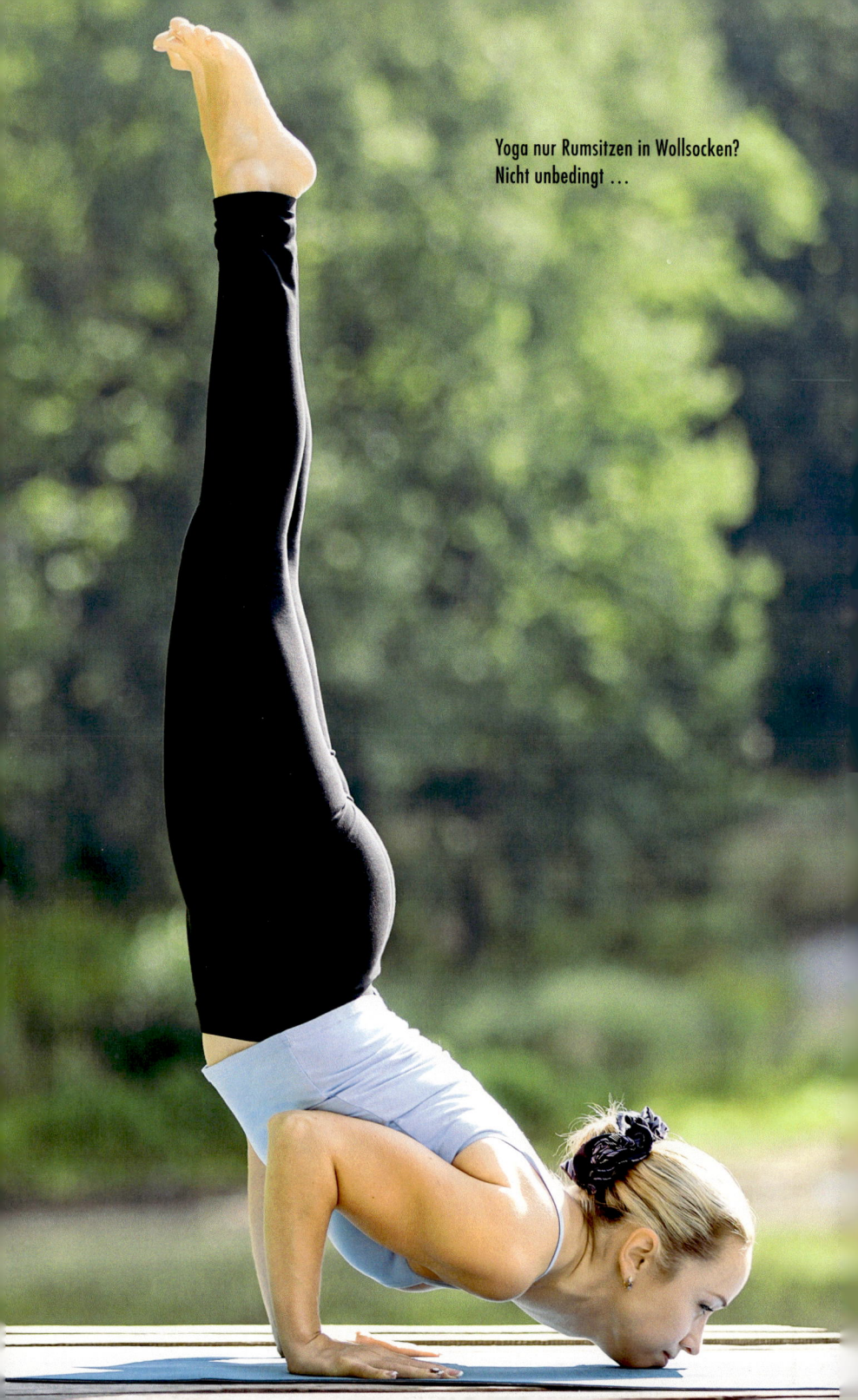

Yoga nur Rumsitzen in Wollsocken?
Nicht unbedingt …

Ich bin wieder hingegangen. Yoga hatte mich geknackt. Und zwar eine sehr körperbetonte Art von Yoga. Heute mache ich genauso gerne mal Yin Yoga, trotzdem würde ich mich immer als Power-yoga-Liebhaberin bezeichnen. Und obwohl ich auch leidenschaftlich gerne Gewichtheben mache, war ich noch selten in einer Yogastunde, die mich nicht gefordert oder gehörig ins Schwitzen gebracht hätte.

Wer also glaubt, Yoga sei lediglich etwas für alte Frauen in Wollsocken, die eigentlich nur meditieren wollen, liegt ziemlich falsch. In welche Positionen Yoga meinen Körper bringen kann, überrascht mich heute noch. Im Internet zeigen Yogis wie Kino Mac-Gregor, „Beach-Yoga-Girl" Kerri Verna oder Patrick Beach und Dylan Warner, dass Yoga etwas anderes ist als Sitztherapie. Ihre durchtrainierten Körper haben sie Yoga zu verdanken, sie balancieren auf den Händen wie Artisten oder Weltklasse-Kunstturner. Dafür werden sie von manchen kritisiert, weil Yoga eben nicht nur das körperbetonte, waghalsige Fitnesskonzept ist, sondern auch Entspannung, Meditation, Therapie. Was übrigens keiner der vier Genannten abstreitet. Sie zeigen lediglich, was Yoga auch ist, wenn man die körperlichen Voraussetzungen mitbringt und fleißig trainiert. Keineswegs rufen sie dabei zur Nachahmung auf. Es ist schlicht und ergreifend ihre Form von Werbung. Es macht halt einfach mehr her, sich auf den Champs-Élysées im Handstand ablichten zu lassen als im Schneidersitz oder in Savasana, der Ruhehaltung, bei der man mit geschlossenen Augen auf dem Rücken liegt.

Aber zurück zu den Verletzungsgefahren beim Yoga. Dr. Falle ist der Überzeugung, dass jeder Yoga praktizieren kann, „auch Menschen mit Verletzungen und Beschwerden, denn Yoga ist ja weit mehr als das Ausführen bestimmter Asanas". Ein Lehrer sollte aber in der Lage sein, Schülern, die ein Asana nicht ausführen können, entsprechend angepasste Variationen anzubieten. Dafür ist es wichtig, den Lehrer über gewisse Dinge im Vorfeld zu informieren, beispielsweise über vergangene Operationen oder Verletzungen, aktuelle Beschwerden und Einschränkungen. Dann sollte es dem Lehrer möglich sein, auf die einzelnen Bedürfnisse seiner Schüler einzugehen. Manchmal reichen dabei schon Hilfsmittel wie Kissen oder Blöcke, manchmal muss der Lehrer sich aber auch etwas anderes ausdenken. Einer Schülerin von mir, die mehrere Knie-Operationen hinter sich hatte, habe ich bei Balanceübungen auf einem Bein immer empfohlen, sich nahe an einer Wand zu platzieren. So konnte sie sich an der Wand abstützen, wenn es galt, auf dem schwachen Bein zu balancieren.

Es gibt Asanas, die ich nur im Einzelunterricht übe. Oder mit sehr vielen Hilfsmitteln. Dazu zählt unter anderem der Schulterstand. Der Schulterstand ist grundsätzlich eine tolle Übung, kann aber für manche Leute tatsächlich gefährlich sein. Denn der instabilste Wirbel unserer Wirbelsäule trägt im Schulterstand das gesamte Gewicht unseres Körpers. Nicht jedem ist das zuzumuten. Schon gar nicht, wenn keine Hilfsmittel vorhanden sind.

Schulterstand mit Hilfsmitteln

Die Rolle eines Yogalehrers ist aber nicht nur, Atemübungen durchzuführen und Asanas zu unterrichten, sondern auch ein sicheres, unterstützendes Umfeld für die Yogapraxis zu schaffen, in dem jeder Schüler sich selbst und seine eigenen körperlichen Fähigkeiten besser kennenlernen kann. Wenn ein Schüler bei seinem Yogalehrer aber Rat sucht, der weiter führt, beispielsweise psychologische Hilfe oder Ratschläge bei Krankheiten und Verletzungen, gehört es auch zur Aufgabe des Yogalehrers, ihn an die Stellen zu verweisen, die das nötige Wissen und Know-how dafür haben. Und das ist meistens nicht das Yogastudio.

Wenn man sich nicht in eine Yogaposition begeben kann, liegt es übrigens nicht immer nur daran, dass jemand anderes vielleicht seine Muskeln besser dehnen oder einsetzen kann, sondern es kann auch einfach mit dem Körperbau zusammenhängen. Wenn ich versuche, eine bestimmte Position einzunehmen, und dann feststelle, dass es nicht geht, kann das beispielsweise an zwei Knochen liegen, die aufeinandertreffen und sich an dieser Stelle nicht mehr weiterbewegen können. Es muss nicht unbedingt sein, dass das Gewebe nicht elastisch genug ist. Ich kann nur etwas gegen meine Einschränkung unternehmen, wenn ich die Ursache dafür kenne. Daher ist die Unterscheidung sehr wichtig, ob es harte oder weiche Strukturen sind, die mein Bewegungsfeld beschränken. Gegen zwei Knochen, die aufeinandertreffen, kann man leider nicht sehr viel unternehmen. Und häufig weiß auch der Yogalehrer nicht, dass es einfach an den Knochen liegt, wenn der Schüler die Bewegung nicht so ausführen kann, wie der Lehrer es sich vielleicht vorstellt. Manche Yogalehrer gehen von ihren eigenen körperlichen Gegebenheiten aus, aber so funktioniert Yoga nicht, schließlich ist jeder Körper anders.

Es ist eben leider nicht immer nur der Ehrgeiz der Schüler, der zu Verletzungen führt. Manchmal ist auch der Lehrer übermotiviert. McKenna Rowe aus Los Angeles erinnert sich an eine Yogastunde, in der sie als Schülerin war. „Mein Nacken ist recht zart, und einer der oberen Wirbel ist verschoben. Deshalb versuche ich, Belastungen zu vermeiden." An diesem Tag wollte die Lehrerin die Schüler in den Kopfstand bringen, nichts Ungewöhnliches für eine Yogastunde mit Fortgeschrittenen. „Ich habe einfach etwas anderes gemacht, weil ich meinen Nacken nicht belasten wollte. Daraufhin kam die Lehrerin zu mir und fragte: ‚Was ist los, traust du dich nicht?'" McKenna ist eine ziemlich sportliche Frau. Yoga betreibt sie, seit sie ein kleines Mädchen ist. Außerdem ist sie begeisterte Gewichtheberin und Snowboarderin. Als junges Mädchen ritt sie erfolgreich auf nationalen Turnieren. Sie weiß, wie man auf dem Kopf steht, aber sie kann selbst am besten einschätzen, wann der richtige Zeitpunkt dafür ist. „Ein Lehrer sollte mich doch nicht ermutigen, eine Position einzunehmen, wenn ich mich aus guten Gründen schon dagegen entschieden habe. Woher wollte die Lehrerin wissen, ob ich in dem Moment dazu in der Lage war?"

Kopf- oder Schulterstand sind nicht für jeden Schüler die richtige Übung. „Die Schüler sollten ihren Verstand nutzen und Vorsicht walten lassen, wenn es um schwierige Yogaposen geht. Und die Lehrer müssen respektvoll mit ihren Schülern umgehen und dürfen sie auf keinen Fall unter Druck setzen. Schon gar nicht sollte ein Lehrer vor der Klasse fragen: ‚Traust du dich nicht?' Du lieber Himmel!", sagt McKenna. McKenna Rowe glaubt, dass eine Aussage wie die der Lehrerin Schüler dazu verleiten könnte, Übungen auszuführen, für die sie körperlich oder mental nicht bereit sind. In Los Angeles hat sie die Erfahrung gemacht, dass viele ihre Limits testen wollen, im Yoga genauso wie in anderen Sportarten.

„Traust du dich nicht?"

Aber im Yoga hat das keinen Platz, es gibt keine Wettkämpfe zu gewinnen. William J. Broad sprach während seiner Recherchen mit dem Yogalehrer Glenn Black. „In vielen Yogaschulen geht es heute vor allem darum, die Leute immer weiter zu fordern", berichtete ihm Black. „Sie können sich das nicht vorstellen – Lehrer, die auf Leute draufspringen, stoßen, ziehen und sagen: ‚Das sollten Sie mittlerweile aber können.' Da geht es vor allem um das Ego." Dabei ist das Ego eigentlich etwas, das jeder, der Yoga macht, spätestens am Eingang zum Yogastudio abgeben sollte. Das Ego – nicht aber das Gehirn!

Lehrer, die auf Schüler draufspringen

Es ist eines der Ziele von Yoga, das Ego nicht mehr ganz so wichtig zu nehmen. Das scheint absurd, wenn man sich manche Frauen (und auch Männer …) anschaut, die Yoga in hautengen, todschicken Klamotten praktizieren und sich dabei nicht selten im Spiegel betrachten. Dabei geht es natürlich auch um das Ego. In Mönchengladbach gibt es ein wunderbares Yogastudio. Es heißt „YogaHeimat". Die Chefin, Isabell Gronewald, betont in ihren Stunden immer wieder, dass die Schüler auf ihren Körper hören sollen, nicht alles mitmachen müssen. Jeder hat das Ego, das sagt, ich will noch ein bisschen mehr. „Ich gehe häufig zu meinen Schülern, wenn ich das Gefühl habe, sie fühlen sich bei einer Bewegung gerade nicht wohl, und frage vorsichtig: Geht's dir gut? Dann antworten sie: Na ja, geht so. Und dann frage ich: Warum machst du es dann?", erzählt sie.

Es ist aber nicht einfach, jeden Schüler aus solchen Situationen herauszuholen. „Und Gruppenzwang ist natürlich auch ein Thema beim Yoga. Wenn alle anderen etwas machen, will sich ein Einzelner nicht die Blöße geben und es lassen. In einer Gruppe kann man so etwas nur sehr schwer steuern. Ich kann es einfach nur immer wieder sagen: Macht, was euch guttut. Achtet auf euren Körper, nicht so sehr auf euren Nebenmann. In Workshops ist das ein größeres Thema. Da versuche ich, das zu vermitteln, und da ist ja auch mehr Zeit für solche Gespräche. Aber in den offenen Gruppenstunden ist es eine Herausforderung. Und wenn man mal ehrlich ist, hat doch jeder das Ego, das sagt, ich will eigentlich ein bisschen mehr. Ich will mich steigern und etwas schaffen, was ich vielleicht bislang noch nicht geschafft habe."

Mit „Chakra 5" unterrichtet McKenna Rowe unter anderem im Marina del Rey Hospital in Los Angeles. Das Krankenhaus bietet jeden Dienstag eine öffentliche Yogastunde an – für jeden, kostenlos. „In unserem Krankenhaus werden viele komplizierte Operationen durchgeführt. Wir wollen aber nicht nur dafür stehen, sondern wollen grundsätzlich zu einem gesunden, ausgewogenen Lebensstil ermutigen. Unsere Botschaft ist: Am besten kommt es erst gar nicht dazu, dass Sie sich in unserem Krankenhaus einer Operation unterziehen müssen. Kommen Sie stattdessen zum Yoga. Machen Sie vorbeugend etwas", erklärt Krankenhausmanager Mark Miller. Man wolle damit auch die Wahrnehmung in der Bevölkerung verändern.

„Für die meisten Menschen ist das Krankenhaus der Ort, an dem Krankheiten behandelt werden. Aber was ist unsere Aufgabe, bevor eine Krankheit überhaupt auftritt? Und was ist unsere Aufgabe, wenn sie geheilt ist?", fragt Mark Miller. Yoga als Imagepartner – was bislang so klingt, als sei es nur in Los Angeles möglich, sollten mehr und mehr Unternehmen, vor allem aus der Gesundheitsbranche, in ihr Konzept aufnehmen. In den Yogastunden, die im Marina del Rey Hospital unterrichtet werden, werden von den Teilnehmern keine Kopfstände erwartet. Es ist vielmehr ein sanftes Yogaprogramm, an dem auch Anfänger teilnehmen können und das eher zum Yoga hinführen soll. Aber egal, ob sanftes oder anstrengendes Yoga: Yogalehrer sollten, wenn es um die Ausführung der Asanas geht, ohnehin frei von Erwartungen gegenüber ihren Schülern sein. Yogalehrer müssen ihre Schüler nicht auf die nächsten Olympischen Spiele vorbereiten.

Wer in einer Stunde wie der im Marina del Rey Hospital feststellt, dass er es lieber etwas anstrengender mag, kann sich ein entsprechendes Yogastudio suchen. Es gibt unzählige Formen von Yoga. Und die Frage, welcher Stil der richtige ist, kann jeder nur für sich selbst beantworten. Wer es gerne schweißtreibender hat, probiert Ashtanga-, Vinyasa-, Power- oder Jivamukti-Yoga. Heutzutage gibt es sogar ganz wilde Formen von Yoga, wie beispielsweise Acro-Yoga, das als Partneryoga durchgeführt wird und stark an Akrobatik erinnert, oder Anti-Gravity-Yoga, bei dem die Asanas mit

Den richtigen Yogastil für sich finden

Hilfe eines fest in der Decke verankerten Trapeztuches praktiziert werden. So hat man bei vielen Gleichgewichtsübungen mehr Stabilität. Einfach ist es trotzdem nicht! Das Üben ist weniger meditativ und entspannend, aber dafür macht es ziemlich viel Spaß und trainiert die Muskulatur.

Körperlich geht es auch beim Iyengar-Yoga zur Sache. Hier wird besonders auf präzise Ausführung und die richtige Ausrichtung der Gelenke geachtet. Hilfsmittel wie Blöcke, Gurte oder Kissen sind beim Iyengar-Yoga nicht nur erlaubt, sondern erwünscht. Wer es körperlich weniger aktiv mag, für den ist vielleicht Yin Yoga oder Nivata Yoga das richtige. Und das sind längst nicht alle Yogastile, die es auf dieser Welt gibt. Das ist eigentlich das Schöne an Yoga. Jeder kann den Stil finden, der zu ihm passt. Wenn der Arzt zu Yoga rät, sollte sich der Patient auch darüber informieren, zu welchem Stil er rät.

Und für den Fall, dass sich ein Schüler nicht bewegen kann, gibt es immer noch die Möglichkeit, zu meditieren oder Atemübungen zu praktizieren. Denn ja, das Klischee vom Rumsitzen in Wollsocken kommt natürlich nicht von ungefähr. Yoga ist auch Meditation. Früher war es sogar ausschließlich das. Auch wenn es für viele von uns ungewohnt ist, kann Stillsitzen durchaus seinen Reiz haben. Wobei es beim Meditieren gar nicht mal so sehr um das bloße Stillsitzen geht, sondern vielmehr darum, unsere innere Haltung wahrzunehmen. „Ob wir etwas als stressig empfinden, kommt zum großen Teil auf die innere Einschätzung der Situation an. Oft erschaffen wir uns selbst zusätzlichen Stress, weil wir Dinge anders haben wollen, als sie gerade sind. Eine nicht-wertende Haltung hilft uns dabei, die Perspektive zu erweitern und neue Handlungsmöglichkeiten zu finden", erklärt Achtsamkeitsforscherin Britta Hölzl im Interview mit der Yogaplattform *yogaeasy.de*. Und die nicht-wertende Haltung einzunehmen, lernen wir eben genau dann – beim Meditieren. Dabei werden die meisten feststellen, dass gerade der Anfang schwer ist. Doch es lohnt sich: Heute hat selbst die Hirnforschung Beweise dafür, dass Meditation Heilkraft haben kann.

Trotzdem muss niemand, der es mal mit Yoga versuchen will, gleich Angst davor haben, eine Stunde lang stillzusitzen.

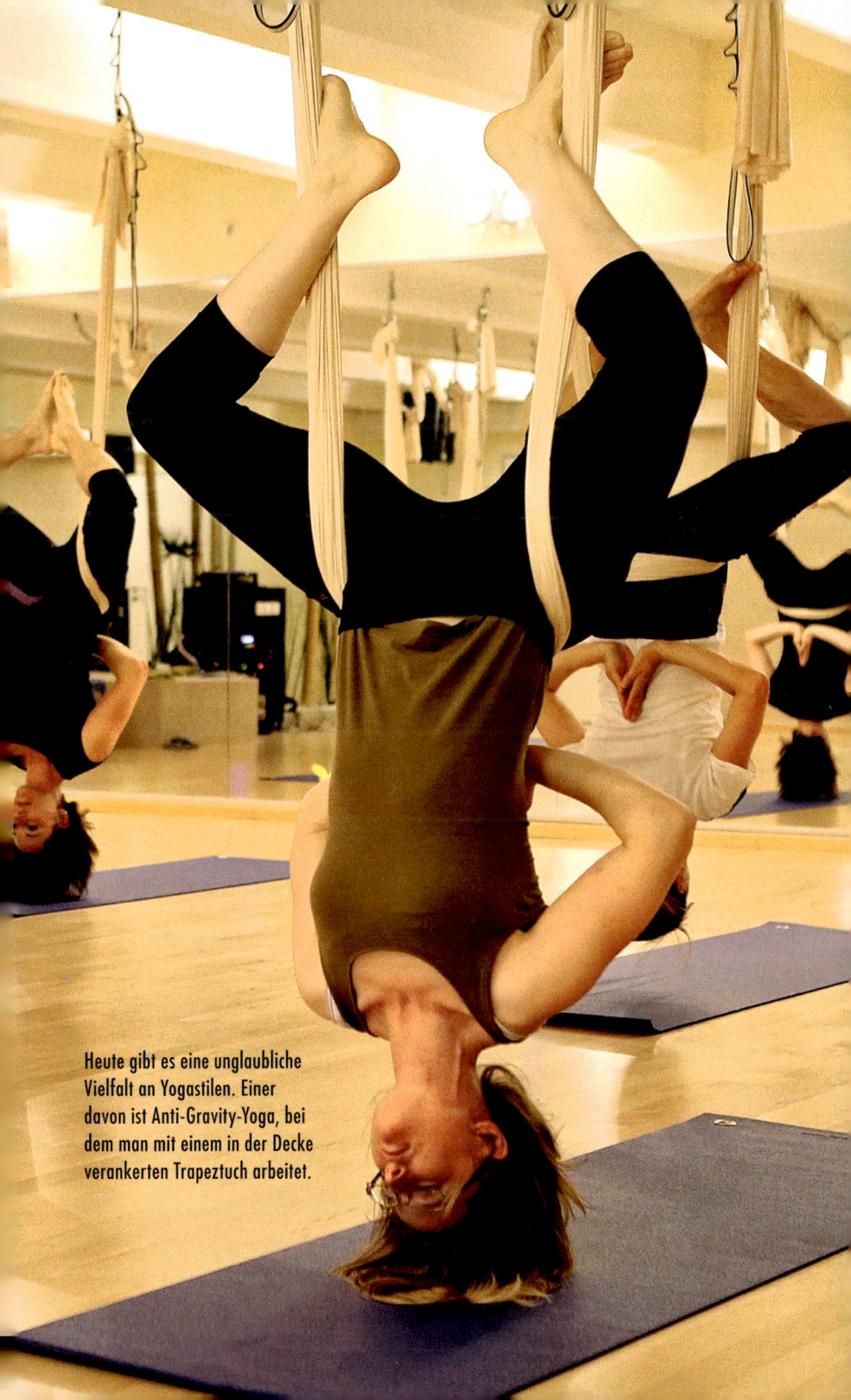

Heute gibt es eine unglaubliche Vielfalt an Yogastilen. Einer davon ist Anti-Gravity-Yoga, bei dem man mit einem in der Decke verankerten Trapeztuch arbeitet.

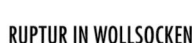

Das Bedürfnis, mehr über Meditation zu lernen, kommt entweder (häufig) von alleine, wenn man sich eine Weile mit Yoga beschäftigt hat, oder eben nicht. Und in letzterem Fall gibt es genügend Möglichkeiten für eine eher aktive, bewegungsorientierte Yogapraxis, ohne dass man deswegen ein schlechterer Yogi ist als diejenigen, die Meditation für sich entdeckt haben. Yogalehrerin McKenna Rowe hat aber selbst im sportlich orientierten Los Angeles festgestellt, dass es eine Bewegung in Richtung mehr Achtsamkeit und Meditation beim Yoga gibt. „Heutzutage ist alles so schnelllebig, wir stehen in so vielen Bereichen des Lebens unter Druck, da muss es nicht auch noch beim Yoga immer um waghalsige Figuren und Muskelaufbau gehen. Ich sehe einen Trend zum langsamen, bewussten und regenerierenden Yoga. Selbst hier in der Stadt", sagt sie.

Kapitel 3

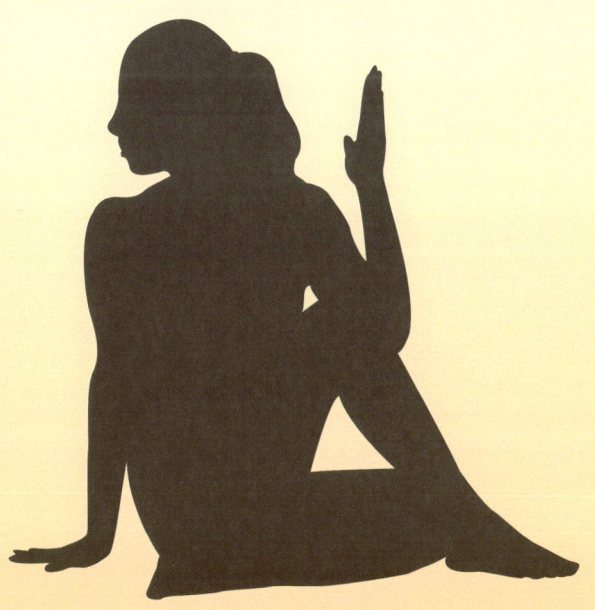

BEZAHLEN, UM ZU ATMEN?

Klischee: Yoga ist doch nur Rumsitzen und Atmen.

*Jetzt bezahlen wir tatsächlich Menschen, die uns sagen,
wann wir ein- und ausatmen sollen. Wirklich?!?
Was es mit dem Atmen beim Yoga auf sich hat und
warum gelassene Menschen selten zur Schnappatmung neigen.*

Als ich – eine Sportwissenschaftlerin, die sich bislang für Bewegungsformen interessiert hatte, bei denen man gehörig aus der Puste kam – meine erste Begegnung mit Yoga hatte, fand ich die Sache mit dem Atmen ein bisschen irritierend. Musste ich jetzt wirklich jemanden bezahlen, der mir sagte, wann ich ein- und wieder ausatmen sollte? Hatte das nicht mein ganzes Leben lang von alleine funktioniert?

Pranayama umfasst die verschiedenen Atemübungen des Yoga. Oder fangen wir woanders an: Die meisten Yogis üben in der Tradition des Patanjali. Patanjali soll der Legende nach halb Mensch, halb Schlange gewesen sein und das Yogasutra geschrieben haben. Man weiß heute wohl, dass mehrere Menschen daran beteiligt waren, das Yogasutra zu verfassen. Das Yogasutra ist sozusagen ein Leitfaden für Yoga. Unter anderem ist darin der achtstufige Pfad des Yoga beschrieben. Diese acht Stufen beschreiben, was Yoga ist – und das ist viel mehr als das, was wir heute hauptsächlich unter Yoga verstehen, also Yogahaltungen, Meditation und Atemübungen. Aber dazu an anderer Stelle mehr. Eine der acht Stufen des Yoga ist Pranayama.

„Prana" bedeutet Lebensenergie, „yama" heißt so viel wie kontrollieren. Neben all den Verrenkungen, der Gymnastik und dem Stretching geht es nämlich beim Yoga auch um die bewusste Regulierung des Atems. Dieser Atem versorgt den Körper mit ausreichend Sauerstoff, und das bedeutet nichts anderes als Energie. Zunächst einmal ganz simpel: Unsere Zellen benötigen Sauerstoff, um zu funktionieren. Der Sauerstoff gelangt beim Einatmen in die Lungen und wird dann an das Blut abgegeben. Das Blut verteilt den Sauerstoff im ganzen Körper und befördert Kohlendioxid als Abfallprodukt des Stoffwechsels zurück. So atmen wir das Kohlendioxid wieder aus. Wer immer wieder zu schnell und oberflächlich atmet, versorgt seinen Körper einerseits mit weniger Sauerstoff, während andererseits auch zu wenig Kohlendioxid abgeatmet wird. Im ursprünglichen Sinne hat Pranayama allerdings eine weiterführende Aufgabe, als nur die Atmung zu regulieren. Traditionelle Yogis gingen davon aus, dass eine fortdauernde Konzentration auf die Atemvorgänge und bestimmte Atemtechniken das Bewusstsein beeinflussen können. Pranayama diente auch als Vorbereitung auf die tiefe Meditation. Heute setzen wir Pranayama oft ähnlich ein wie Meditation: Wir wollen damit zur Entspannung kommen.

Wenn wir lernen, unseren Atem bewusst zu steuern, hilft uns das in den verrücktesten Situationen. Der Rat, „Hol mal tief Luft", ergibt ja durchaus Sinn. Schnappatmung ist immer ein schlechtes Zeichen. Wir treffen bessere Entscheidungen, wenn unser Atem ruhig ist. Denn der Atem wirkt auf das Nervensystem. Das hört sich total kompliziert und ein wenig nach Zauberei an. Ist es aber nicht. Es gibt eine ziemlich enge Beziehung zwischen Emotionen und Atmung. Das hat vermutlich jeder von uns schon mal erlebt, aber vielleicht nicht bewusst wahrgenommen: Wenn wir ängstlich sind, atmen wir schneller und flacher. Wenn wir erschrecken, kann es sein, dass wir die Luft anhalten. Wer hyperventiliert, kann sogar bewusstlos werden.

Guter Tipp: Erst mal tief Luft holen!

Je nachdem, wie wir atmen, können wir den Körper ent- oder anspannen. „Wenn die Atmung ruhig ist, dann ist auch der Geist ruhig." Das ist eine Yogaformel, die uns sagen soll: Indem wir bewusst Einfluss auf unsere Atmung nehmen, können wir unser Nervensystem beruhigen oder erregen. Man muss dazu keine komplizierte Yoga-Atemtechnik anwenden. Es reicht schon, tief einzuatmen und dann während des Ausatmens langsam innerlich bis vier oder fünf zu zählen. Wenn wir das eine Weile wiederholen, spüren wir, wie wir uns entspannen. Natürlich lässt sich auch das Gegenteil ausprobieren. Kurze, unregelmäßige und schnelle Atemzüge bewirken nichts anderes, als dass wir uns gestresst fühlen.

Es gab eine einzige Situation in meinem Leben, in der ich das Atmen tatsächlich einmal beinahe kurz vergaß. Aber da war offensichtlich noch genug Luft in meinen Lungen, so dass es mir noch nicht aufgefallen war. Es war während meiner Tauchausbildung. An jenem Tag sollten wir lernen, uns unter Wasser von unserer gesamten Ausrüstung zu befreien – abgesehen natürlich von dem Tauchanzug. Weste mit Sauerstofftank, Flossen, Brille, alles sollten wir kurz ausziehen und dann – im besten Fall – wieder an. Der Trick dabei ist, einmal Luft zu holen, bevor man den Atemregler, der an der Weste befestigt ist, aus dem Mund nimmt. Dann zieht man die Weste aus und steckt den Regler, der den Sauerstoff liefert, für einen weiteren Atemzug direkt wieder in den Mund, bevor man die Weste wieder anzieht. Ich hatte beim Anziehen meiner Sachen so sehr mit der Auftriebskraft zu kämpfen, dass ich mich gänzlich darauf konzentrierte, nicht an die Wasseroberfläche zu schießen. Und dabei vergaß ich schlicht und einfach, den Atemregler in den Mund zu stecken.

Mein Tauchlehrer war zum Glück in der Nähe und erinnerte mich mit einer ruhigen Handbewegung daran, dass es sinnvoll wäre, jetzt einen Atemzug zu nehmen, bevor ich überhaupt irgendetwas anderes machte. Ich war in diesem Moment tatsächlich froh, jemanden bezahlt zu haben, der mich ans Atmen erinnerte. Tauchen und Yoga haben im Übrigen viel gemeinsam. Zwar atmen wir beim Tauchen durch den Mund und beim Yoga vorwiegend durch die Nase, aber bei beidem geht es um atmungssynchronisierte Bewegungen. Ruhiges Atmen ist ganz wichtig beim Tauchen.

Richtig erfahrene Taucher regulieren einzig über den Atem ihre Auftriebskraft. Wenn ich ruhiger atme, verbrauche ich weniger Sauerstoff aus meiner Flasche und kann dementsprechend länger tauchen, als wenn ich hektische, schnelle Atemzüge mache.

Aber noch mal zurück an Land, wo das mit dem Atmen auch bei mir normalerweise ganz gut funktioniert. Dass es allerdings einen Unterschied zwischen effektivem und uneffektivem Atmen gibt und dass wir alle ganz automatisch auch in den uneffektiven Rhythmus kommen – wenn wir nicht sogar meistens uneffektiv atmen –, dar- über hatte ich mir vor Beginn meiner Yogapraxis nie Gedanken gemacht. Gerade weil Atmen so wunderbar einfach zu sein scheint, konzentrieren wir uns nicht im Geringsten darauf und beschäftigen uns auch nicht damit. Wer achtet schon im Alltag auf seine Atmung? Dabei ist es ziemlich wichtig, wie wir atmen. Bei jedem Atemzug werden Botschaften über den Vagus- nerv, den größten Nerv des Parasympathikus, der fast alle inneren Organe steuert, gesendet. Deswegen überträgt es sich direkt auf Gehirn und Körper, wie wir atmen.

Lernen, effektiv zu atmen

Yoga funktioniert als Entspannungstherapie so gut, weil wir unter anderem dabei lernen, effektiv zu atmen. Wer beim Ein- atmen die Schultern anhebt oder den Bauch einzieht oder wer flach und hektisch atmet, der setzt nur einen geringen Teil der Lungenkapazität ein. Der Körper bekommt zu wenig Sauerstoff. Verbrauchte Luft sammelt sich in den Lungen. Die Folgen davon sind Müdigkeit, Antriebslosigkeit, manchmal sogar Depressionen. Natürlich atmen wir automatisch, aber wir atmen nicht automa- tisch richtig. Wenn wir zum Beispiel durch den Mund atmen, sti- mulieren wir das sympathische Nervensystem, das für körperliche und geistige Aktivierung zuständig ist. Wenn wir aber durch die Nase atmen, regen wir das parasympathische Nervensystem an, das dafür sorgt, dass wir nach einer Anstrengung wieder in den Ruhezustand gelangen und uns erholen. Die sympathischen und die parasympathischen Anteile ergänzen sich gegenseitig, um den Körper im Gleichgewicht zu halten.

Auch durch lange, langsame Atemzüge regen wir das para- sympathische Nervensystem an. Das ist schon mal eine gute

Sache und im Übrigen auch wichtig für Leistungssportler. Denn je mehr das parasympathische Nervensystem in unserer Kontrolle ist, desto schneller regeneriert unser Körper und desto schneller ist er wieder bereit, Leistung zu bringen. Und das gilt nicht nur im Sport. Wer lernt, seinen Atem bewusst zu verlängern, wird schnell spüren, wie der Körper sich entspannt. Das ist ein Grund, weshalb gestressten Menschen Yoga hilft – sogar Asthmakranken. Eine Faustregel dabei ist, dass das Ausatmen immer etwas länger dauern sollte als das Einatmen. Wer beispielsweise beim Einatmen bis sechs zählt, sollte beim Ausatmen bis acht zählen. Dies erfordert allerdings auch ein bisschen Übung.

Zunächst aber muss geklärt werden, was Stress überhaupt bedeutet und was dabei in unserem Körper passiert. Einer meiner Ausbilder, Arturo Peal, erklärte es mir so: Unser Körper stellt sich permanent eine Frage. Sie lautet: Bin ich sicher? Es ist eine sehr wichtige Frage, weil wir alle mit einem Überlebensinstinkt ausgestattet sind. Wir bewegen uns in einer potenziell **Der Fight-or-Flight-Modus** gefährlichen Welt, und unser Körper muss eventuell schnell reagieren, wenn er sich Ärger ersparen will.

Was also passiert, wenn die Antwort auf die Frage „Bin ich sicher?" „Nein" lautet? Zum Beispiel, wenn, wie es Arturo Peal anschaulich erklärte, plötzlich eine wild gewordene Herde Nilpferde hinter uns her ist? Wir geraten in den Fight-or-Flight-Modus – so nannte der US-amerikanische Physiologe Walter Cannon unsere Stressreaktion, zu Deutsch: Kampf- oder Flucht-Modus. Das Gehirn sendet dann schlagartig Adrenalin aus, und der Körper stellt sich automatisch innerhalb von Sekunden darauf ein, zu kämpfen oder zu fliehen. (Denjenigen, die sich das mit den Nilpferden nur schwer vorstellen können, sei gesagt, dass eine Freundin von mir eine Ausbildung als Rangerin in Südafrika absolviert hat und genau weiß, wovon Arturo spricht. Nilpferden begegnet sie lieber nur mit einem ziemlich großen Sicherheitsabstand. Für alle, die das nicht ganz nachvollziehbar finden, kann als Beispiel auch ein Tiger oder Bär dienen.)

Es gibt aber auch noch eine andere Reaktion auf Stress. Das ist die Schock- oder Schreckreaktion. Dabei wird durch eine parasympathische Überaktivität eine Verkrampfung der Bronchiolen, das sind kleine Verästelungen der Bronchien, ausgelöst. Es wird wird dann seltener und weniger ausgeatmet, es schnürt einem förmlich die Kehle zu, man hält die Luft an. Hält der Schreck an und bleibt die Luft im Körper, atmet man anschließend mit angespanntem Brustkorb wieder ein. Dies führt zu einem Spannungsgefühl um die Brust, meist linksseitig, was oft herzbezogene Ängste auslöst. Auch bei unangenehmen Gefühlen halten wir manchmal die Luft an. Dabei sollten wir diese eigentlich eher rauslassen.

Aber zurück zum Fight-or-Flight-Modus. Wenn also nun eine Herde wild gewordener Nilpferde hinter uns herjagt, sendet der Hypothalamus eine Nachricht an das sympathische Nervensystem, damit Stresshormone ausgeschüttet werden. Innerhalb von Sekunden strömen diese durch unser Blut. Und dann sind wir bereit zu rennen. Unser Herz schlägt heftiger, in unseren Adern steigt der Blutdruck, die Atmung wird schneller, und unsere Bronchien erweitern sich für den raschen Austausch von Sauerstoff. Unsere Arterien schießen Blut in unsere Muskeln und in unser Gehirn, damit wir nicht nur laufen können, sondern auch wissen, wohin. Fett und Zucker werden in den Blutstrom gelassen, um schnelle Energie bereitzustellen, und die Blutgerinnung erhöht sich für den Fall, dass wir uns verletzen. Unser Immunsystem ist für etwa 30 Minuten auf der absoluten Höhe. Wenn die Gefahrensituation vorüber ist (bleiben wir bei den Nilpferden und stellen uns vor, wir seien auf einen Baum geklettert, und während wir da ein wenig nach Luft schnappen, dreht sich die Nilpferdherde plötzlich um und rennt in die andere Richtung), hört auch die Ausschüttung von Stresshormonen wieder auf.

Die Fight-or-Flight-Reaktion ist also sehr wichtig, wenn wir in einer Gefahrensituation überleben wollen. Das Problem ist allerdings, dass es sich hierbei um einen nicht spezifischen und urtümlichen Mechanismus handelt. Er hat sich nicht parallel mit den Bedingungen unserer modernen Welt weiterentwickelt. So kommt es, dass die Stressreaktion auf eine Herde wild gewordener Nilpferde und einen wild gewordenen Chef oft die gleiche ist. Natürlich sind wir schlau genug, diese Stressreaktion mit einem simplen Gedanken, einer Erinnerung oder vielleicht sogar ganz einfach durch das Anschauen unserer Lieblingsfernsehsendung abzuschalten. Aber heutzutage gibt es täglich unzählige Stresssituationen – unter denen es natürlich auch tatsächliche Gefahrensituationen gibt –, und denen ist nicht immer so leicht beizukommen.

Dass Stress alltäglich geworden ist, bedeutet nun aber nicht, dass unser Körper gelernt hätte, damit besser umzugehen. Wir sitzen unseren Stress heute aus, weil kämpfen oder fliehen in der Regel keine Optionen mehr sind. Und nun haben wir den Salat. Weil unser Körper nicht immer unterscheiden kann, ob wir aufgrund einer lebensbedrohlichen kurzzeitigen Situation in Stress geraten sind oder ob es ein langandauernder Zustand ist, kann es sein, dass wir permanent im Fight-or-Flight-Modus verharren. Auf Dauerstress – also langfristige körperliche und seelische Belastungssituationen wie Krankheit, Schmerz, Einsamkeit oder Arbeitsüberlastung – reagiert der Körper mit einer permanent gesteigerten Produktion und Ausschüttung von Stresshormonen. Das kann zu ernsthaften gesundheitlichen Problemen führen wie chronischer Müdigkeit, Depression, Bluthochdruck, Diabetes oder erhöhter Blutgerinnung, die wiederum die Gefahr eines Schlaganfalls oder Herzinfarkts verstärkt.

Wenn Stress chronisch wird

Deswegen ist es so wichtig, mit Entspannungstechniken unsere Stressreaktionen zu besänftigen. Und damit kommen wir wieder zum Atmen. Gerade für gestresste Menschen gilt: Atme langsam, atme sanft. Und das kann jeder. Eine meiner Lieblings-Yogalehrerinnen, Madeleine Foster, sagt immer: „Es gibt nicht so viel, was wir wirklich unter Kontrolle haben. Unser Leben schlägt ständig eine neue Richtung ein. Ganz egal, wie sehr wir uns auf etwas vorbereiten, wir können nicht alles beeinflussen. Unseren Atem aber können wir selbst regulieren." Und das stimmt.

Konzentrieren wir uns für einen Moment auf unseren Atem. Was passiert, wenn wir ruhig einatmen und dann bewusst wieder ausatmen? Wie fühlt sich das an, wenn wir unsere Hände auf den Bauch legen und beim Einatmen spüren, wie sich der Bauch langsam nach oben wölbt – ohne dass wir das Brustbein dabei nach oben schieben – und beim Ausatmen wieder nach unten senkt? Fühlt sich gut an, oder? Und irgendwie entspannend. Wer so atmet – und zwar durch die Nase ein und den Mund wieder aus –, beruhigt sich. Deshalb ist es auch tatsächlich sinnvoll, jemanden zu bezahlen, der einem sagt, wie man ein- und ausatmen soll. Im Alltag vergessen wir nämlich, uns darauf zu konzentrieren.

Eine einfache Übung ist Dirga Pranayama, auf Deutsch Drei-Stufen-Atmung. Wir wissen, dass wir zwei Lungenflügel haben, aber den wenigsten von uns ist bewusst, wie groß sie sind. Die Lungen reichen von der unteren Ecke des Brustkastens bis unter das Schlüsselbein. Außerdem sind sie auch ziemlich tief. Zunächst einmal müssen wir lernen, die Kapazität der Lungen voll auszuschöpfen. Dazu versuchen wir zunächst, die Luft komplett auszuatmen. Beim Einatmen wird der Atem langsam zum unteren Bereich der Lungen gezogen, so dass der Bauch sich ein bisschen hebt. Nachdem sich der untere Teil der Lungen gefüllt hat, ist der mittlere Teil an der Reihe, anschließend der obere, Richtung Schlüsselbein. Beim Ausatmen geht man den umgekehrten Weg. Man lässt zunächst die Luft aus dem oberen Teil der Lungen hinaus, dann aus dem mittleren und schließlich aus dem unteren. Man sollte diese Übung wirklich langsam und bewusst durchführen und sie etwa zehnmal wiederholen. Dann merkt man vermutlich schon, dass man sich irgendwie anders fühlt.

Es gibt viele Atemtechniken beim Yoga, manche halte ich für sehr sinnvoll, andere für weniger. Die beiden im Folgenden erklärten Übungen sind relativ einfach, und man muss kein Yogaprofi sein, um sie durchzuführen. Dennoch rate ich dazu, sie beim ersten Mal unter Anleitung eines Trainers auszuprobieren. Die Ujjayi-Atmung heißt übersetzt so viel wie siegreiche Atmung. Bei dieser Technik verengt man die Stimmritze in der Kehle. Das hört sich komplizierter an, als es ist. Nachdem man durch die Nase eingeatmet hat, atmet man zum Üben zunächst durch den Mund aus. Dabei haucht man „Haaaa". Nun schließt man den Mund und atmet einfach mit geschlossenem Mund so weiter – also ein und aus durch die Nase. Beim Ausatmen stellt man sich weiter vor, zu hauchen. Die Kehle bleibt in unveränderter Form.

Die leichte Vibration der Bronchien erzeugt ein Geräusch, das ein bisschen wie Darth Vader klingt oder auch wie die Wellen des

Klingt wie Darth Vader: die Ujjayi-Atmung

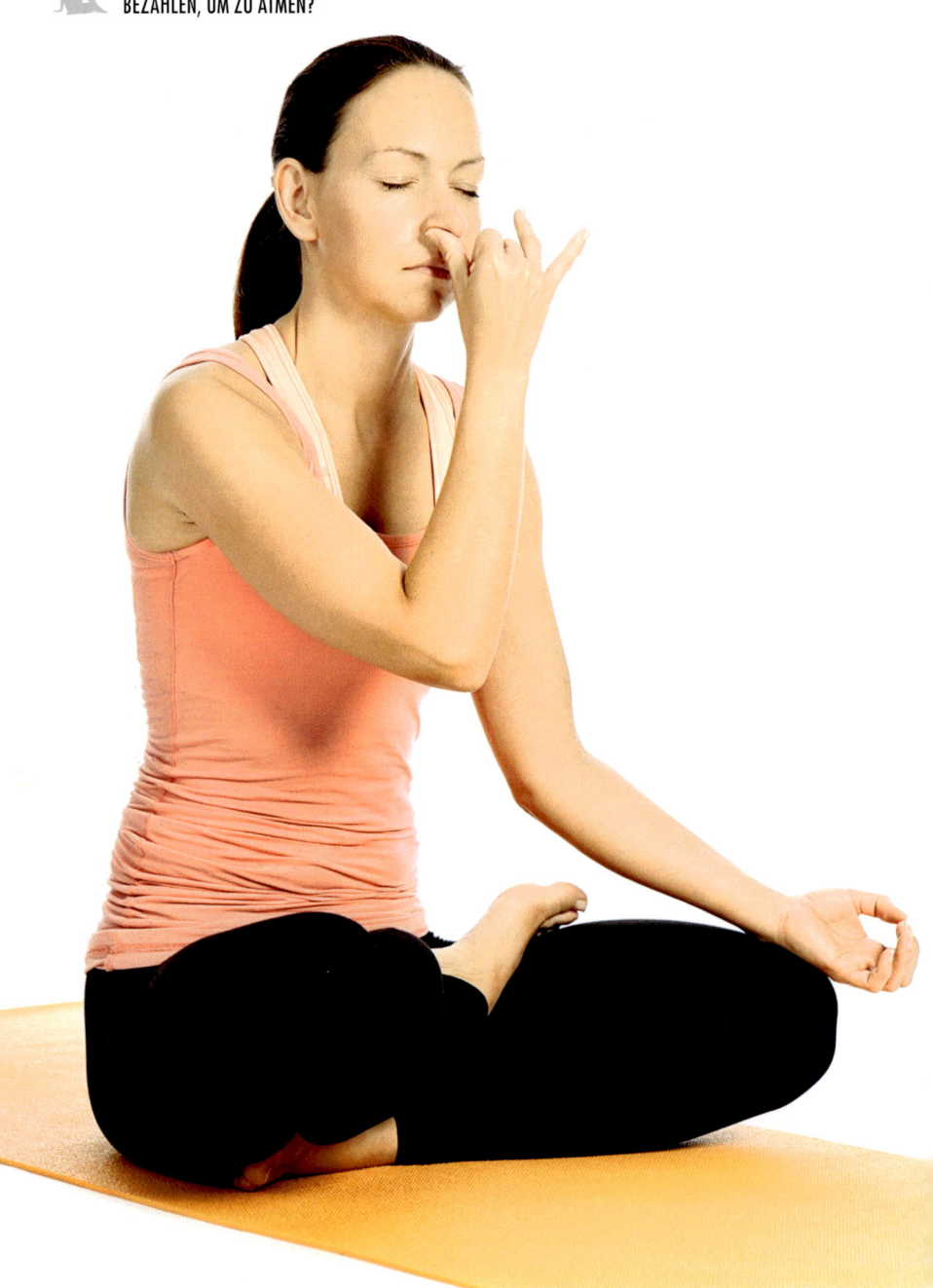

Eine beliebte Atemübung im Yoga ist die Wechselatmung. Sie entspannt und fördert die Konzentration.

Ozeans. Dieses Geräusch soll nicht superlaut ein, sondern eher so, dass es nur vom Übenden selbst wahrgenommen wird. Das Flimmerepithel wird aktiviert, und die Atemwege werden auf diese Weise von Schmutzpartikeln gereinigt. Bei normaler Atmung ist während der Ausatmung der Druck innerhalb der Bronchien nur gering. Die Ujjayi-Atmung hält auch während der Ausatmung einen gewissen Druck innerhalb der Bronchien aufrecht. Es verbleibt weniger Restluft in der Lunge. Während der Asanas versorgt diese Atemtechnik den Körper wunderbar mit Sauerstoff. Außerdem unterstützt sie die Körperhaltung. Durch das Verengen der Stimmritze in der Kehle wird das gesamte Zwerchfell bei dieser Atmung aktiv. Dadurch entsteht ein Druck im Zwerchfell, der die Wirbelsäule bei den Bewegungen, wie sie beispielsweise beim Sonnengruß durchgeführt werden, unterstützt.

Die Wechselatmung, auch Nadi-Shodhana-Atmung genannt, gelingt zunächst am besten mit Hilfe eines Lehrers, der genau vorgibt, wie ein- und ausgeatmet wird. Diese Atemtechnik hilft sehr gut gegen Stress und Müdigkeit und ist zudem eine wunderbare Konzentrationsübung. Man nimmt die rechte Hand, schließt mit dem Daumen das rechte Nasenloch und atmet sanft durch das linke Nasenloch aus. Anschließend atmet man durch das linke Nasenloch ein und schließt es mit dem Ring- und kleinen Finger oder mit dem Mittel- und Ringfinger, je nachdem, was für einen angenehmer ist. Der Daumen öffnet dann wieder das rechte Nasenloch, damit durch dieses ausgeatmet werden kann. Nun wird durch das rechte Nasenloch eingeatmet und auf der linken Seite wieder ausgeatmet. Damit ist eine Runde Wechselatmung vollendet.

Es ist sinnvoll, mehrere Runden zu absolvieren. Dabei wird immer durch dasselbe Nasenloch eingeatmet, durch das ausgeatmet wurde. Die Finger an der Nase wechselt man nicht etwa gegen Ende der Einatmung, sondern in der kleinen Pause, die zwischen Ein- und Ausatmen entsteht. Man sollte darauf achten, natürlich und ruhig zu atmen, ohne besondere Anstrengung. Es ist wichtig, nicht durch den Mund zu atmen, und die Ausatmung sollte länger dauern als die Einatmung. Schwangere sollten bei dieser Atemübung vorsichtig sein, da man nicht weiß, wie sich das Luftanhalten auf das ungeborene Baby auswirkt.

Simhasana, auch Löwe genannt, mag etwas befremdlich wirken. Es ist ein lustiges Asana, das als Vorbereitung zu Atemübungen durchgeführt werden kann und hilft, Verspannungen zu lösen. Man führt den Löwen am besten kniend im Fersensitz durch. Die Handflächen ruhen zunächst auf den Oberschenkeln. Man atmet tief ein und neigt sich mit der Ausatmung nach vorne, wobei man sich mit den Händen vor den Knien abstützt. Der Kopf wird ganz leicht in den Nacken gebeugt. Gleichzeitig schielt man mit den Augen zur Nasenspitze und streckt dabei (ja, es wird tatsächlich noch alberner) die Zunge aus dem Mund – so weit wie möglich. Die Ausatmung erfolgt bei dieser Übung durch den Mund. Dabei brüllt man wie ein Löwe, der Schrei kommt aus dem hinteren Bereich der Kehle. Vielleicht fühlt man sich dabei tatsächlich wie ein Löwe, vielleicht kommt man sich völlig bescheuert vor – wie auch immer, es hilft auf jeden Fall dabei, sich energiegeladener zu fühlen. Die Muskeln des Kiefers werden stimuliert, der Kopf wird frei, man entspannt sich. Übrigens ist lachen dabei erlaubt – schließlich führt auch das zur Entspannung!

Wenn ein Lehrer einen Menschen, der Yoga hauptsächlich zur Entspannung macht, den Feueratem (Kapalabhati) praktizieren lässt, ist das vielleicht keine gute Idee. Kapalabhati ist eine im Kundalini-Yoga gängige Atemtechnik, die

Nicht jede Atemübung wirkt entspannend

nicht unbedingt für Beruhigung sorgt. Sie hilft eher gegen Müdigkeit, wirkt also sozusagen wie eine Tasse Kaffee. Übersetzt heißt Kapalabhati so viel wie „Scheinender Schädel", was in etwa das Gefühl beschreibt, das Kapalabhati auslösen kann. Es ist also wichtig, sich damit auseinanderzusetzen, welche Atemtechnik was bewirkt – nicht bei jeder Yoga-Atmung geht es darum, langsam zu atmen und abzuschalten. So sind beispielsweise auch schwangere Frauen falsch beraten, wenn sie Kapalabhati durchführen. Hier pumpt man die Luft durch eine starke Kontraktion der Bauchmuskeln kräftig aus. Das kann Wehen verursachen oder den Beckenboden nach unten verschieben, da Gewebe und Bänder bei Schwangeren viel elastischer sind. Außerdem ist man sich nicht sicher, wie sich das Luftanhalten auf das ungeborene Baby auswirkt. Wer gesundheitliche Probleme wie Herzbeschwerden oder Bluthochdruck hat oder gerade operiert wurde, sollte diese Atemübung ebenfalls nicht durchführen.

Grundsätzlich gilt für die Atemtechniken wie allgemein im Yoga: Fühlt man sich unwohl dabei, sollte man es einfach lassen und sich auf die Atmung besinnen, die einem am nächsten liegt. Auch beim Pranayama ist Ehrgeiz fehl am Platz. Selbst die Ujjayi-Technik erfordert Übung, vor allem dann, wenn sie während schwierigerer Asanas durchgeführt werden soll. Zu lernen, sich auf seine natürliche Körperintelligenz zu verlassen, auch das ist Yoga.

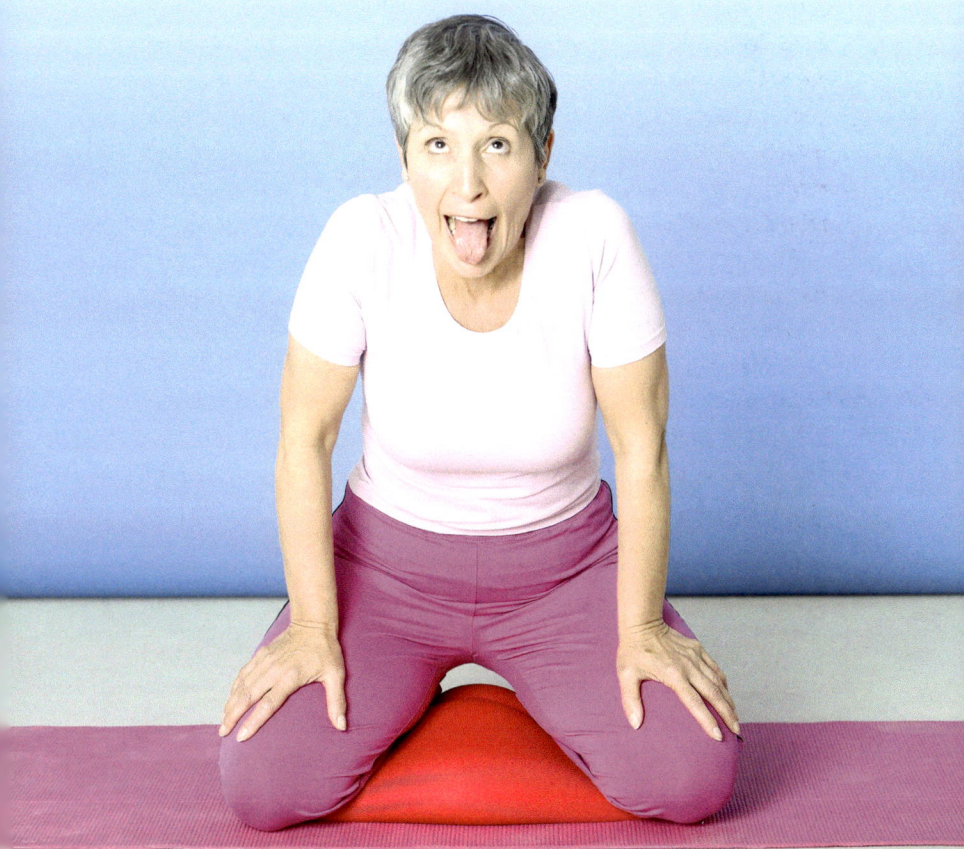

Sieht doof aus, ist aber sehr befreiend: Simhasana, der Löwe.

Weil beim Yoga die richtige Atmung so elementar ist, ist es sinnvoll, angeleitet zu werden. Synchron zur Bewegung zu atmen, hilft, sich auf den richtigen Atemrhythmus zu konzentrieren. So kann man bei Aufwärtsbewegungen ein- und bei Abwärtsbewegungen ausatmen. Zumindest wenn es sich um einfache Asanas wie den Sonnengruß handelt, lässt sich das sehr gut üben. Gleichzeitig soll einen die Atmung wieder auf den richtigen Weg bringen, wenn man beispielsweise plötzlich feststellt, dass man nicht mehr konzentriert bei der Sache ist. Und schließlich geht es auch darum, zu lernen, in Situationen, die uns vielleicht nicht sonderlich angenehm sind, den richtigen Atemrhythmus beizubehalten. „Wenn man Yogaposen ohne eine bewusste Atmung durchführt, sind sie nichts weiter als Stretching", schreibt Darren Main in seinem Buch *Yoga and the Path of the Urban Mystic*. „Die Dehnübungen haben einen Nutzen, aber ihr volles Potenzial kann ohne einen bewussten Atem nicht ausgeschöpft werden."

Madeleine Foster macht Yoga, seit sie vier ist. Sie erinnert sich daran, dass ihre Lehrerin schon die Kleinsten darum bat, den Unterschied beim Atmen zu spüren. „Atme, so schnell du kannst", sagte die Lehrerin zu den kleinen Schülern. „Wie fühlt ihr euch jetzt?" Und danach: „Hol tief Luft, atme langsam." Vierjährige konnten den Unterschied ausmachen. Mit Erwachsenen macht Madeleine das heute ähnlich. Sie bittet sie, darauf zu achten, wie sie atmen, wenn sie richtig verärgert sind. „Wenn wir realisieren, wie wir atmen, wenn wir richtig böse sind, und welche Gedanken wir dabei haben, dann können wir es auch einfach ändern, ruhiger atmen und spüren, wie wir dabei gelassener werden", sagt Madeleine. „Die Atmung ist etwas, worauf wir immer wieder zurückgreifen können." Damit meint sie: Der Atem ist unsere Heimat, unser Hafen. Egal, in welcher Situation wir uns gerade befinden, wir können uns auf unsere Atmung besinnen. Wenn's kompliziert wird, also tief Luft holen. Und sie dann wieder rauslassen – ganz langsam.

Kapitel 4

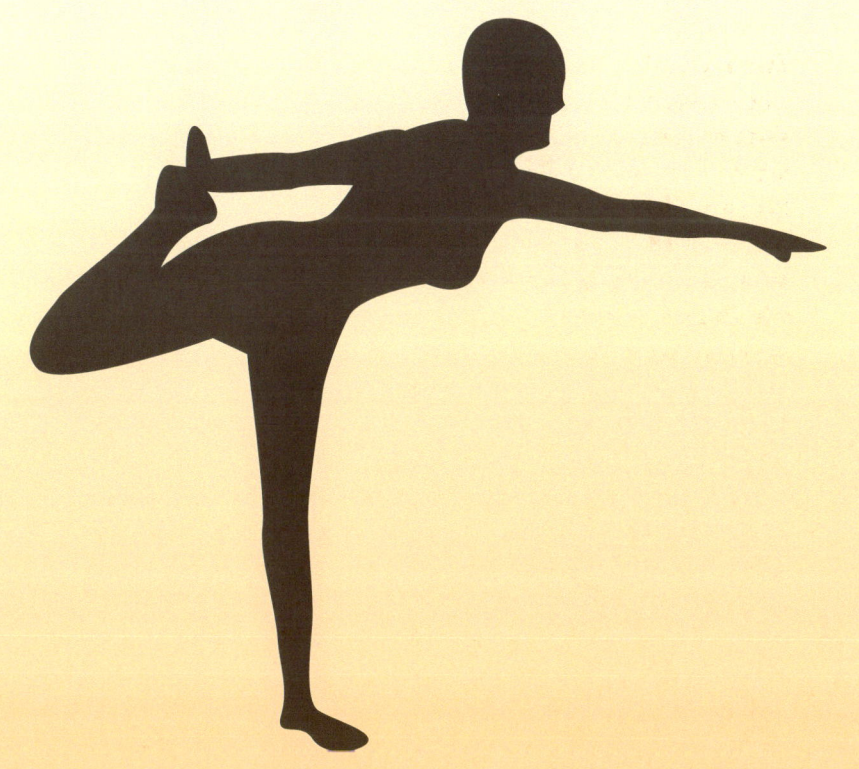

GURUS MÜSSEN DRAUßEN BLEIBEN. ODER AN DIE LEINE.

Klischee: Yoga, ist das nicht eine Sekte? Und sind Yogalehrer nicht immer so komische Gurus?

Warum Yoga ganz bestimmt keine Religion ist und Guru in Sanskrit nichts anderes als Lehrer bedeutet.

Wer mit Yoga in Berührung kommt, wird früher oder später vielleicht etwas von Yama und Niyama hören. Sie sind die ersten zwei Stufen des achtstufigen Yogapfads, wie er im Yogasutra von Patanjali beschrieben wird. Nach dieser Tradition, die vermutlich um die 2.000 Jahre alt ist, üben die meisten Yogis. Bereits in Kapitel 3 war kurz davon die Rede. Yama und Niyama stehen im Yogasutra noch vor Pranayama. Das bedeutet, sie sind ein großer Bestandteil dessen, was Yoga eigentlich ausmacht – es besteht nämlich nicht nur aus Gymnastik, Atmung und Meditation. Das aber sind die Stufen, die sich aus dem achtgliedrigen Pfad im Alltag etabliert haben. Zumindest im Westen.

Yoga ist eine Lebensphilosophie. Im Großen und Ganzen geht es darum, dass wir lernen, achtsamer zu leben. Der achtstufige

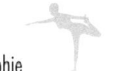

Pfad des Yoga beinhaltet neben den Asanas (den Yogahaltungen) und Pranayama (der Kontrolle des Atmens) also noch weitere Stufen, wobei jede Stufe zur nächsten führen soll. Yamas und Niyamas sind eine Art Verhaltenskodex. Darauf folgen die bereits erwähnten Asanas und Pranayama. Die fünfte Stufe ist Pratyahara und meint die Fähigkeit, die Konzentration auf das Innere zu lenken, das heißt, Sinnesreize erst einmal auszublenden. Dharana bedeutet Konzentration, und zwar auf nur eine Sache. Damit soll ein Zustand der Versenkung erreicht werden – das hat vermutlich jeder schon mal erlebt und ist meistens eine richtig schöne Erfahrung. Dhyana bedeutet Meditation. Die letzte, achte, Stufe ist Samadhi. Es bezeichnet einen Zustand der inneren Freiheit und des andauernden Glücks. Viele nennen das Erleuchtung, aber das klingt zu sehr nach Räucherstäbchen, Heiligenschein und Hokuspokus, dabei ist Yoga genau das nicht (mehr zum Thema Erleuchtung in Kapitel 10).

Yoga zu praktizieren, ist vielleicht die simple Konsequenz daraus, dass Google nicht alle unsere Fragen beantworten kann. Yoga kann das natürlich auch nicht. Aber gerade für die Dinge, für die Google keine Antwort parat hat, ist Yoga nicht immer die schlechteste Lösung. Die Yamas und Niyamas können da möglicherweise weiterhelfen. Sie sind Empfehlungen für den Umgang mit anderen Menschen (Yamas) und mit sich selbst (Niyamas). Vielleicht fühlen sich manche dabei an die Zehn Gebote im Christentum und Judentum erinnert. Der große Unterschied ist, dass die Yamas und Niyamas keine festen Regeln sind. Sie lassen viel Spielraum für Interpretation. Bei den Zehn Geboten gibt es dagegen keinen Platz für Diskussionen. Lügen ist falsch. Punkt. Das ist bei den Yamas anders. Und bei aller Ähnlichkeit mit den Zehn Geboten und Moralkodexen gilt es zu beachten, dass Yoga keine Religion ist. Yoga ist eine philosophische Lehre. Yoga ist zwar Teil von drei Weltreligionen, nämlich dem Hinduismus, dem Buddhismus und dem Jainismus, aber der Glaube an einen Gott spielt im Yoga keine Rolle. Egal, welcher Religion man angehört (wenn man überhaupt einer angehört): Yoga ist für alle da. Wer Christ ist und Yoga praktiziert, verletzt damit nicht die Werte seiner Religion, und das gilt auch für alle anderen Religionen. Yoga soll uns helfen, uns besser zu verstehen. Dabei ist es egal, welcher Religion wir angehören oder ob wir überhaupt an etwas glauben.

In Dänemark macht die Theologin Iben Thranholm immer mal wieder von sich reden, weil sie behauptet, Yoga führe dazu, dass der Körper von hinduistischen Göttern besessen werde. Yoga stelle somit eine Gefahr für das Christentum dar. Die gute Frau meint das vermutlich wirklich ernst. Es bleibt jedem selbst überlassen, was er davon hält.

Vishnu im Körper

Ich jedenfalls habe noch bei keinem einzigen Asana gespürt, wie ein Hindu-Gott in meinen Körper gefahren ist, und mein christlicher Glaube hat sich in keiner Weise verändert, seit ich Yoga betreibe. Ich halte die Gefahr also für äußerst gering. Wie stellt sich Iben Thranholm das überhaupt vor? Dass, wenn ich im Krieger 1 stehe, Vishnu plötzlich in meinen Körper fährt? „Hallo Vishnu! Schön, dass du da bist. Na, wie gefällt es dir so im Westen?" Ich habe weder Vishnu noch Shiva bisher persönlich getroffen.

Das Einzige, was Yoga vielleicht mit mir gemacht hat, ist, dass ich bewusster lebe und selbstbestimmter Entscheidungen treffe. Ich bin mir ziemlich sicher, dass ich, seit ich mich mehr mit Yoga beschäftige, seltener die Augen verdrehe, wenn ich von jemandem genervt bin. Dass ich öfter in der U-Bahn aufstehe, um einem älteren Menschen oder einer Schwangeren Platz zu machen, weil ich davon überzeugt bin, dass ein so gut trainierter Körper wie der meine ruhig mal ein paar Minuten stehen kann. Ich glaube, dass ich öfter darüber nachdenke, ob ich in gewissen Situationen fair reagiert habe oder nur egoistisch. Dass ich mein Handeln generell öfter hinterfrage. Und ich glaube nicht, dass mein Gott etwas dagegen hat. Im Gegenteil.

Das Yogasutra ist – was für ein Glück! – Auslegungssache. Das liegt auch daran, dass es in Sanskrit verfasst ist. Sanskrit ist für die Inder in etwa das, was für die Europäer Latein ist. Zahlreiche überlieferte religiöse, philosophische und wissenschaftliche Texte sind in Sanskrit verfasst. Tatsächlich haben 95 Prozent der Literatur in Sanskrit überhaupt nichts mit Religion zu tun. Sanskrit soll 3.500 Jahre alt sein, manche Inder behaupten, die Sprache sei sogar 7.000 Jahre alt. Es gibt immer mal wieder Menschen in Indien, die versuchen, die Sprache wiederzubeleben, aber so richtig funktioniert

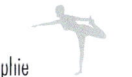

das wohl nicht. Im Gegensatz zu Latein ist Sanskrit eine Sprache mit vielen Bedeutungsnuancen.

Es ist nicht so einfach, die Yamas und Niyamas auf den ersten Blick zu verstehen. Ich versuche deshalb, sie hier so zu interpretieren, dass sie für unsere westliche Welt verständlich sind. Die erste Empfehlung der Yamas – der Regeln für den Umgang mit anderen – ist Ahimsa. Das bedeutet ganz grob gesagt Gewaltlosigkeit. Nun weiß jeder halbwegs vernünftige Mensch, dass wir niemanden zusammenschlagen sollen. Doch Ahimsa bezieht sich nicht nur auf körperliche Gewalt. Manchmal verletzen Worte mehr als Taten, und das Yogasutra will uns unter anderem sagen, dass wir das im Umgang mit anderen nicht vergessen sollen. Yoga hat überhaupt sehr viel damit zu tun, erst zu denken, bevor man handelt. Das funktioniert selbstverständlich nicht immer, es ist aber nicht die schlechteste Idee, es zumindest zu versuchen. Darüber hinaus meint Ahimsa mehr als die bloße Abwesenheit von Gewalt. Es bedeutet auch Freundlichkeit, Einfühlungsvermögen und Mitgefühl im Umgang mit anderen und sich selbst.

> Regeln für den Umgang mit sich und anderen

Die zweite Empfehlung ist Satya, die Wahrhaftigkeit. Hier wird es komplizierter, denn was genau ist wahrhaftig? Schließlich hat jeder seine eigene Wahrheit. Was für mich richtig ist, kann für andere falsch sein und umgekehrt. Mit Satya ist eine ehrliche Kommunikation gemeint. Bevor man etwas ausspricht, sollte man sich fragen: Stimmt es überhaupt? Ist es okay, zu sagen, was ich gerade sagen will? Ist es meine Wahrheit? Und wenn, ist es notwendig, sie auszusprechen? Ehrlich zu sein bedeutet nicht automatisch, dass man total stumpf sein muss. Ehrlichkeit ist wichtig, und anderen die Wahrheit zu verheimlichen, nur weil sie vielleicht bitter schmeckt, ist auch nicht immer der richtige Weg. Aber bei Satya geht es darum, zu entscheiden, ob sie wichtig für den anderen ist. Hilft sie ihm weiter? Kann ich sie so formulieren, dass sie vielleicht nicht verletzend ist? Auch das wird wahrscheinlich nicht immer gelingen, aber deswegen ist man trotzdem kein schlechter Yogi.

Die dritte Empfehlung heißt Asteya und wird übersetzt mit „nicht stehlen", meint aber auch aktiv geben. Es ist ja selbstverständlich, dass man nicht nehmen soll, was einem nicht gehört. Asteya bedeutet aber auch, bewusst mit der Zeit von anderen umzugehen, mit ihrer Energie oder Arbeit. Wenn man immer zehn Minuten zu spät kommt, stiehlt man die Zeit der anderen. Auch wenn man die Idee eines anderen klaut, widerspricht das Asteya. Gleichzeitig meint Asteya die Balance zwischen Nehmen und Geben. Wenn ich immer auf die Ratschläge meiner Freunde zähle, mir selbst aber keine Zeit nehme, wenn sie mich mal brauchen, ist das auch eine Art von Stehlen.

Die vierte Empfehlung lautet Brahmacharyia, und hier wird es nun richtig kompliziert. Wörtlich übersetzt bedeutet es „Bewegung auf das Absolute hin". Interpretiert wird Brahmacharyia aber als Mäßigung, und zwar in der Regel in Bezug auf Sex. Dürfen Yogis also keinen Sex haben? Quatsch! Es bedeutet vielmehr, verantwortungsbewusst mit Sexualität umzugehen. Natürlich soll niemand komplett enthaltsam leben. Im Yoga gilt Sex nicht als schmutzig oder unmoralisch. Im Gegenteil. Es ist eine ziemlich energetische Kraft, die bedacht eingesetzt werden sollte. Wichtig ist der achtsame Umgang mit dem eigenen Körper und dem der Mitmenschen.

Dürfen Yogis keinen Sex haben? Quatsch!

Und eben mit Sex. Sex soll nicht zum Instrument werden, um andere zu manipulieren. Ehrlich zu seinem Partner zu sein und ehrlich mit ihm umzugehen, das ist Brahmacharyia. Sich bewusst zu sein, welche Konsequenzen Sex haben kann. Nicht nur, dass daraus Leben entstehen kann. Es geht auch darum, dass wir mit unserer Gesundheit und vor allem der anderer verantwortungsvoll umgehen, selbst wenn man gerade vor Geilheit explodieren könnte – auch das ist Brahmacharyia.

Das fünfte Yama ist Aparigraha, und das ist eine schöne Empfehlung. Es heißt so viel wie nicht-nehmen, aber auch loslassen, und bedeutet, dass wir weder gierig noch neidisch sein sollen. Im Laufe unseres Lebens sammeln sich automatisch eine Menge Dinge an, die wir eigentlich gar nicht brauchen. Francine Jay hat ein wunderbares Buch darüber geschrieben, es heißt *The Joy of Less*. Sie beschreibt darin genau, wie man seine Wohnung oder sein Haus entmüllen und sich von allem, was unnötig ist, befreien kann. Das ist ganz im Sinne von Aparigraha.

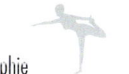

Eine meiner Lehrerinnen in Kalifornien war Kelly Heath. Ihre Stunden sind immer etwas Besonderes, sie arbeitet viel mit Shiva Rea aus Los Angeles zusammen. Bei ihr ist es nie langweilig, weil ihre Asanas immer herausfordernd, aber auch spielerisch sind. Ein bisschen „funky", würde ich sagen. Für eine Stunde bin ich Kelly aber besonders dankbar. Da hat sie mich durch ein paar simple Bemerkungen daran erinnert, dass wir eigentlich im Überfluss leben. Das ist natürlich etwas Schönes. Wer will nicht alles Mögliche im Überfluss haben? Liebe beispielsweise? Glück? Gesundheit? Her damit! Aber die meiste Zeit verbringen wir damit, daran zu denken, was wir nicht haben. Genügsam zu sein und dankbar für das, was wir tatsächlich haben, auch das hat für mich etwas mit Aparigraha zu tun. Als ich in den USA lebte, fand ich deshalb die Tradition, Thanksgiving zu feiern, sehr schön. Wir verbrachten diesen Feiertag mit einer befreundeten Familie, und jeder sollte kurz erzählen, für was er in diesem Jahr besonders dankbar war. Natürlich braucht man dazu kein Thanksgiving, aber mir ist in diesem Moment bewusst geworden, wie selten wir uns eigentlich darüber Gedanken machen und dankbar dafür sind, wenn das Leben es mal wieder wirklich gut mit uns gemeint hat.

Bei den Yamas geht es hauptsächlich um den Umgang mit unseren Mitmenschen. Die Niyamas, die vom Umgang mit einem selbst handeln, bestehen ebenso aus fünf Empfehlungen. Die erste ist Shauca, was mit Sauberkeit übersetzt wird. Damit ist aber nicht nur die äußerliche Sauberkeit gemeint, also die körperliche Hygiene. Es bedeutet auch, dass wir achtsam mit unserem Körper umgehen, mit unserer Gesundheit, uns beispielsweise nicht mit Müll vollstopfen. Dass wir uns von Beziehungen und Aktivitäten lösen, die uns nicht guttun. Es geht um Disziplin im Allgemeinen, aber eben um Disziplin, die uns guttut. Es bedeutet aber beispielsweise auch, dass ich die öffentliche Toilette bitte so verlasse, wie ich sie vorgefunden habe und nicht noch schlimmer.

Es ist gut, wie es ist

Die nächste Empfehlung lautet Samtosha, und das ist etwas Wunderbares, nämlich Zufriedenheit. Samtosha will uns sagen, dass alles okay ist, so, wie es ist. Das ist nicht so einfach zu akzeptieren, denn es liegt in unserer Natur, immer nach noch mehr zu streben. Doch was bleibt uns auch anderes übrig, wenn es gerade nicht so läuft, wie wir es gerne hätten? In der Ecke sitzen und schmollen? Samtosha ist, das Leben anzunehmen, egal was gerade passiert. Zu akzeptieren, dass es im Leben Licht und Schatten gibt. Das ist nicht einfach, zugegebenermaßen. Aber es hat ja auch niemand behauptet, dass Yoga einfach ist. Yoga ist vor allen Dingen Training. Möglicherweise ein Leben lang.

Der dritte Punkt der Niyamas ist Tapas – nicht zu Verwechseln mit den spanischen Snacks. Tapas wird häufig übersetzt mit Enthaltsamkeit oder Hitze, aber eigentlich geht es um Selbstdisziplin. Traditionelle Yogis aus der östlichen Welt würden vielleicht behaupten, Tapas bedeute, allen Konsum abzulehnen und am besten nur noch mit einer Reisschüssel zu leben. Aber in unserer Welt müssen wir das vielleicht anders interpretieren. Ich finde, Tapas ist gar nicht so weit weg von Aparigraha. Es geht darum, nicht im Konsum nach Glück und Erfüllung zu suchen.

Keine Erfüllung im Konsum

Darren Main beschreibt das in seinem Buch *Yoga and the Path of the Urban Mystic* sehr schön: „Solange man denkt, man findet seinen Frieden in einem schnelleren Auto oder einem besseren Stereo-Sound-System, wird man immer weiter nach Frieden suchen und ihn nie finden." Selbstverständlich dürfen wir ein schnelles Auto kaufen, wenn es uns gefällt und wir es uns leisten können. Es macht uns nicht zu schlechten Yogis. Wir sollten uns aber darüber im Klaren sein, dass diese materiellen Dinge uns als Menschen nicht wertvoller machen, als wir ohnehin schon sind, und dass sie nicht verantwortlich für unser tatsächliches Glück sind. Tapas bedeutet aber auch, ein bisschen mehr Disziplin in unser Leben zu bringen. Das können kleine Dinge sein, die die tägliche Routine durchbrechen. Beispielsweise jeden Tag Sport zu treiben, mal zu meditieren oder gesund zu essen.

Die vierte Empfehlung lautet Svadhyaya und bedeutet so viel wie Eigenstudium. Das hat zwei Seiten. Zum einen gilt es, sich selbst zu betrachten, die schönen, aber auch nicht so schönen Seiten. Dabei soll man das eigene Denken und Handeln immer kritisch hinterfragen. Das ist nicht immer einfach. Zum anderen war damit ursprünglich das Studium alter Schriften gemeint, zum

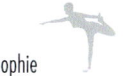

Beispiel des Yogasutra oder anderer Texte spirituellen oder philosophischen Inhalts. Aber diese Interpretation ist mir ein bisschen zu altbacken. Für mich bedeutet es, sich einen Lehrer zu suchen, der seine Arbeit gemacht hat, also einen, der in seinem Fach ein Experte ist, was schwer ist und viele Jahre dauert. Das gilt nicht nur für Yoga, sondern generell. Dabei ist es wichtig, zu wissen und zu akzeptieren, dass jeder Schüler irgendwann seinen Lehrer auch wieder loslassen und sich dabei einfach selbst vertrauen muss.

Ishvara Pranidhana heißt übersetzt die Hingabe an eine höhere Macht. Ups, jetzt wird es kompliziert und ganz schön spirituell. Was soll das sein, eine höhere Macht? Gute Frage. Manche nennen es Gott, aber das muss nicht für jeden so sein. Die Welt ist voller Wunder, manchmal machen sie sich in kleinen Dingen bemerkbar, einer wunderschönen Blume, einer besonderen Landschaft. Was auch immer dahintersteckt, man sollte sich dessen bewusst sein, dass wir ziemlich winzig sind auf diesem Planeten. Bei Ishvara Pranidhana geht es auch darum, unsere eigenen Grenzen zu erkennen und zu akzeptieren, dass vieles nicht in unserer Macht liegt. Das wiederum bedeutet loszulassen. Ob das für uns dann in Form der Hingabe an einen Gott erfolgt, als eine Art Grundvertrauen in das Leben oder in irgendeine höhere Kraft, bleibt jedem selbst überlassen.

Hingabe an eine höhere Macht

So also steht es im Yogasutra, und jeder darf es auslegen, wie er will. Die Yamas und Niyamas entscheiden nicht darüber, ob eine Person gut oder schlecht ist. Vielmehr sind es Empfehlungen, woran man arbeiten sollte. Manchmal zumindest. Yoga ist auch keine Sekte. Ich habe mich stets fern gehalten von Yogastudios, die mir vorschreiben wollen, wie ich mein Leben zu leben habe. Denn das geht niemanden etwas an, schon gar nicht mein Yogastudio. Selbstverständlich darf jedes Yogastudio Regeln für den Umgang miteinander innerhalb des Studios aufstellen, und diese gilt es natürlich zu respektieren. Wenn mir aber zum Beispiel mein Yogalehrer erklärt, was ich essen oder trinken darf, ist er sicher nicht der richtige für mich. Der ein oder andere mag sich in einem solchen Studio gut aufgehoben fühlen, bitte sehr. Aber das Besondere an Yoga ist ja gerade, dass es nicht urteilt. Dennoch halte ich die Yamas

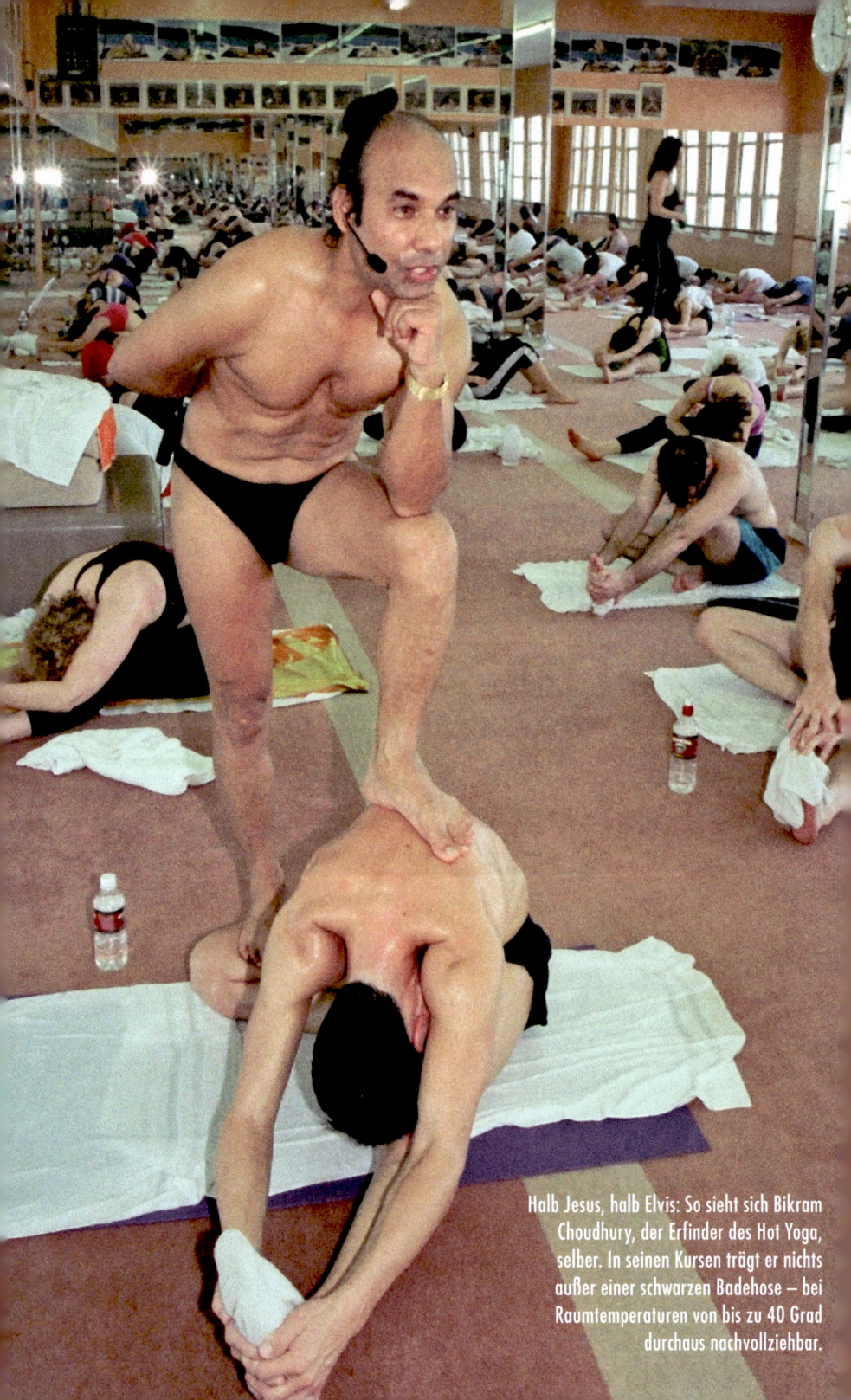

Halb Jesus, halb Elvis: So sieht sich Bikram Choudhury, der Erfinder des Hot Yoga, selber. In seinen Kursen trägt er nichts außer einer schwarzen Badehose – bei Raumtemperaturen von bis zu 40 Grad durchaus nachvollziehbar.

und Niyamas für sinnvoll. Sich daran zu orientieren, kann hilfreich sein. Im Grunde genommen sagen sie ja nichts, was wir nicht schon wissen. Nur ist es manchmal gut, daran erinnert zu werden. Und das machen die Yamas und Niyamas: Sie erinnern uns daran, wie wir mit anderen, aber auch mit uns selbst umgehen sollen. Denn im Trubel unserer Zeit kann man das schon mal leicht vergessen.

Es gibt einen berühmten Yogalehrer, der, glaubt man den zahlreichen Pressemeldungen, nicht so viel von den Yamas vorlebt. Bikram Choudhury wird in der Yogaszene von den einen verehrt, weil er der Erfinder des beliebten Hot Yoga ist, von den anderen wird er kritisiert und nicht ganz ernst genommen. Bikram Choudhury, Jahrgang 1946, sagt von sich selbst, er sei halb Jesus, halb Elvis. Mit seinen Schülern redet er nicht immer so, wie es uns Satya lehrt. Er beschimpft sie, macht sich über sie lustig, ist bekannt für seine vulgären Sprüche und findet sich auch noch obercool dabei. Wenn er als Yogalehrer auftritt, trägt er nichts außer einer schwarzen Badehose und einem schwarzen Stirnband. Er macht keinen Hehl aus seiner Vorliebe für Rolex-Uhren und Bentleys. Er hat mit Yoga so viel Geld verdient wie kein anderer.

Ein Yogi mit Vorliebe für Rolex-Uhren

Bikram-Yoga ist ein Franchise-System wie McDonald's oder Starbucks. Wer mit dem Namen werben will, muss dafür zahlen. Bikram hat sich in Kalifornien sein Produkt schützen lassen. Er hat ein Patent angemeldet auf seine Serie von 26 traditionellen Yogastellungen, die je zweimal ausgeführt werden, und zwar in einem auf 35 bis 40 Grad Celsius erwärmten Raum. Eine Bikram-Lektion dauert 90 Minuten. Er verhandelte mit dem Internationalen Olympischen Komitee, weil er will, dass Yoga eine olympische Disziplin wird. Allein das ist schon recht absurd, weil Yoga gerade das nicht sein soll: ein Wettbewerb. Schon gar nicht einer, bei dem Bikram Choudhury die Regeln aufstellt. Andererseits wäre jemand wie er in einem Olympischen Komitee vielleicht in guter Gesellschaft …

Bikram-Yoga ist unter anderem deshalb so erfolgreich, weil man sich danach richtig verausgabt fühlt. Die Luftfeuchtigkeit in den heißen Räumen liegt bei 40 Prozent. Im fitnessliebenden Los Angeles war Bikram sehr schnell sehr beliebt. Vielleicht, weil plötzlich sehr dünne Frauen wie Madonna oder Gwyneth Paltrow behaupteten, sie hätten mit Bikram-Yoga Pfunde verloren (hatte denn niemand bemerkt, dass sie auch vorher nie Figurprobleme hatten?!?). Vielleicht aber auch, weil grundsätzlich alles, was schweißtreibend ist, in L.A. zunächst einmal begeistert betrieben wird. Allerdings kenne ich keinen einzigen Sportwissenschaftler, der von Bikram-Yoga überzeugt ist.

An der San Diego State University fanden Wissenschaftler dann auch endlich heraus, was die meisten Sportwissenschaftler schon lange vermuteten: Mit Bikram-Yoga verbraucht man lange nicht so viele Kalorien, wie die meisten glauben. Beachtliche Zahlen wie 1.000 Kalorien geisterten durch die Yogawelt. Alles Humbug. Nur weil man das Bikram-Studio genauso durchgeschwitzt verlässt wie das Fitnessstudio nach einer Stunde Spinning, verbraucht man leider nicht genauso viele Kalorien. Zwischen 179 und 478 Kalorien verbrennt der Mensch pro Bikram-Einheit. Dabei verbrennen erfahrene Yogis mehr Kalorien als Anfänger, weil sie die Posen länger halten können und sie richtig ausführen, so dass ihre Muskeln etwas härter arbeiten. Die schlechte Nachricht ist also, wer so viele Kalorien verbrauchen will wie beim Spinning, muss seinen Hintern verdammt noch mal dorthin bewegen und braucht nicht Bikram-Yoga als Ausrede zu nutzen.

Es gibt noch einen weiteren Mythos über Bikram-Yoga, der sich hartnäckig hält. Angeblich entgifte es den Körper. Leider ist das nicht der Fall, denn unser Körper entgiftet sich – Gott sei Dank – sowieso ständig selbst. Sicher, unsere Haut scheidet beim Schwitzen gewisse Abfallprodukte aus, aber die würde sie auch ohne Bikram-Yoga ausscheiden. Dass wir unseren Körper mit diversen Entschlackungsprogrammen und Bikram-Yoga immer mal wieder entgiften sollen, ja, dass unser Körper eine solche Reinigung überhaupt nötig hat, ist in erster Linie ein wunderbares Märchen, mit dem die Detoxindustrie ordentlich Geld verdient.

Märchen der Detoxindustrie

Bikram hat etwas wirklich Bemerkenswertes geschafft. Sein Stil ist eine Marke, überall auf der Welt lieben Menschen Hot Yoga. Seine Art und sein Auftreten mag man gut oder irre finden, problematisch wird es aber erst jetzt: Gegen Choudhury Bikram liegen sechs Anklagen vor. Ihm werden sexuelle Belästigung und sogar Vergewaltigung vorgeworfen. Bikram ist im Übrigen nicht der einzige Yoga-Guru, gegen den derartige Vorwürfe erhoben wurden. Swami Muktananda (1908–1982) war einer der Yogastars, die es im Westen zu Ruhm und vielen, vielen Anhängern brachten. Ende 1981 berichtete einer seiner persönlichen Berater öffentlich davon, dass Muktananda ein Aufreißer sei, der seinen Schülerinnen mit Gewalt drohte, damit sie darüber still hielten. Als die Gerüchte an die Öffentlichkeit kamen, stilisierte Muktananda sich zum armen verfolgten Heiligen und starb kurz darauf an Herzversagen. Auch Swami Satchidananda (1914–2002), einem weiteren Yoga-Superstar, wurde sexuelle Belästigung vorgeworfen. Und 1994 zeigte eine Frau den Yogalehrer Swami Rama (1925–1996) an, weil er sie als 19-Jährige in einem seiner Ashrams mindestens 30-mal zum Sex gezwungen haben soll. 1997 – kurz nach seinem Tod – erhielt sie knapp 2 Mio. Dollar Schadensersatz.

Sexueller Missbrauch durch Gurus

2012 wurde John Friend, der das berühmte Anusara Yoga begründete, von seiner Fangemeinde verbannt, nachdem bekannt geworden war, dass er sexuelle Beziehungen zu mehreren verheirateten Schülerinnen gehabt haben soll. Darüber hinaus sollten seine Schülerinnen ihn auf Workshops nackt massieren, um sich der „inneren Gnade" besser öffnen zu können. Angesichts dieser Verfehlungen anerkannter Yoga-Gurus, die sicherlich keinen Anspruch auf Vollständigkeit erhebt, wundert es nicht, dass die kalifornische Vereinigung der Yogalehrer in den späten 1990er Jahren einen Kodex für Yogalehrer entwickelte. Danach gilt Sex zwischen Schülern und Lehrern als unmoralisch. „Wir haben diesen Kodex geschrieben", wird Judith Lasater, die Präsidentin, in der *New York Times* zitiert, „weil es häufig zu sexuellen Belästigungen im Yoga kam."

Immer wieder missbrauchen Menschen in Machtpositionen ihre Stellung, häufig sexuell. Das gilt nicht nur für Yoga-Gurus. Kimberly Lo hat darüber einen sehr interessanten Artikel auf der Online-Plattform *elephantjournal.com* geschrieben, dem eigentlich nichts hinzuzufügen ist. Lo beobachtet, dass viele Menschen, die mit Yoga anfangen, dies nach einer großen Veränderung in ihrem Leben tun, in einer Situation also, in der es extrem tröstlich sein kann, wenn einem jemand zuhört, ohne zu urteilen. Dazu käme, dass viele Yogalehrer sehr charismatisch seien. Für viele Menschen, die an mangelndem Selbstbewusstsein leiden, kann es wie eine Droge sein, sich in der Nähe eines solchen Menschen aufzuhalten. Und dann ist da noch die besondere Wirkung von Yoga: Man wird physisch und emotional stärker, fühlt sich besser, und infolgedessen lässt man vielleicht Ängste oder Gedanken los, die einen bis dahin geplagt haben. Ein guter Lehrer führt seine Schüler und hilft ihnen, doch die eigentliche Arbeit macht der Schüler selbst. Es ist also der Schüler, der die positiven Veränderungen bewirkt, nicht der Guru. Doch das verlieren viele Menschen aus den Augen und machen einzig den Guru dafür verantwortlich, dass es ihnen besser geht. Und genau das macht die Schüler gegenüber ihrem Lehrer verletzlich, so Kimberly Lo.

Lo glaubt, dass die meisten Gurus Menschen ursprünglich wirklich helfen wollten. Sie weiß aber auch um die Gefahren der Macht. Während einige Gurus ihre Macht für etwas Gutes nutzen, können andere der Versuchung, diese zu missbrauchen, nicht widerstehen. Jeder Schüler sollte sich darüber bewusst sein, dass kein Yogalehrer dieser Welt weiß, was für den Schüler das Beste ist. Jeder Schüler sollte das für sich selbst herausfinden. Und kein Yogalehrer sollte versuchen, seine Schüler in Yogis zu verwandeln. Bekehren funktioniert nicht. Für einen guten Guru geht es vielmehr darum, den Schüler auf seinem Weg zu unterstützen.

Häufig wird ein Guru in die Nähe eines Heiligen gerückt, und darin liegt nicht selten das Problem, gerade wenn es um sexuelle Belästigung geht. Die Schülerinnen haben viel Respekt vor ihrem Guru, oft verehren sie ihn geradezu. Schließlich haben sie ganz bewusst diesen speziellen Lehrer gewählt, weil sie ihn für einen besonders guten Lehrer halten. Kommt es zu sexueller Belästigung, suchen diese Frauen meistens die Schuld bei sich selbst. Menschen als Heilige zu verehren, ist generell absurd, seien es 17-jährige Popsternchen oder 80-jährige Yoga-Rockstars. Und so gehören Gurus, die ihre Macht missbrauchen, einfach an die Leine. Wer beginnt, seinen Guru anzuhimmeln, geht leider zu weit. Auch ein Guru ist nicht allwissend. Und steckt – im besten Fall – nicht

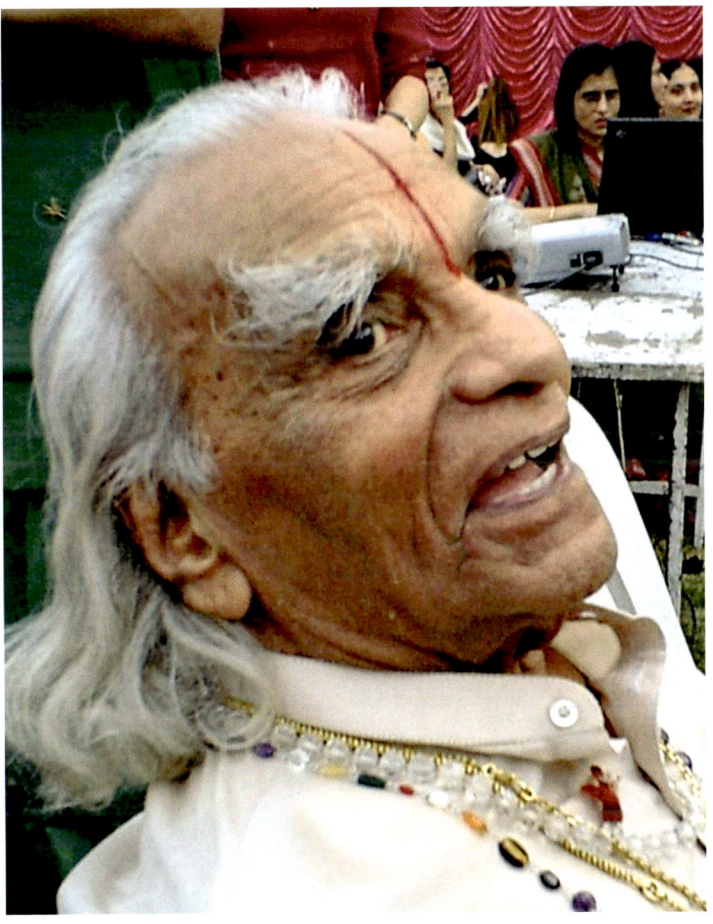

Ein Guru, der diese Bezeichnung wirklich verdiente: B. K. S. Iyengar.

im Körper seiner Schüler. Jeder, der Yoga macht, sollte lernen, besser auf seinen eigenen Körper zu hören, sich selbst mehr zu vertrauen und sich dabei auch einfach des gesunden Menschenverstands zu bedienen. Man muss nicht all das machen, was ein Guru einem vorgibt. Das Beispiel Bikram zeigt ja auch, dass man seinem Guru tatsächlich nicht immer alles abkaufen kann, was er so marktschreierisch verbreitet.

„Yoga ist ein System, zu dessen Säulen moralisch richtiges Verhalten gehört", hat B. K. S. Iyengar einmal in einem Interview mit dem *Süddeutsche Zeitung Magazin* gesagt. Er trug die grauen, lichten Haare lang, hatte dichte Augenbrauen und einen ziemlich dicken Bauch für jemanden, der so viel mit seinem Körper arbeitete wie er. In ihn haben sich Tausende von Schülerinnen verliebt, er ist nie schwach geworden. Auch nicht, als seine Frau schon lange gestorben war. Iyengar ist einer dieser besonderen Gurus, die zu Recht den Titel tragen, und in seinem Fall ist es schade, dass der Begriff bei uns im Westen einen seltsamen Beigeschmack hat. Wenn wir „Guru" hören, denken wir an wirre Sektenanführer, an Manipulation und Missbrauch, und dazu trägt auch jemand wie Bikram Choudhury seinen Teil bei.

Auf Sanskrit heißt Guru aber nichts anderes als Lehrer, und deswegen muss niemand zusammenzucken, wenn beim Yoga vom Guru die Rede ist. Die wörtliche Übersetzung von Guru ist „schwer" und „gewichtig". Ein Guru ist also eigentlich ein wichtiger Lehrmeister. Dennoch spreche auch ich lieber von einem Lehrer als von einem Guru, egal wie grandios meine Yogalehrer sind. Das liegt schlicht und ergreifend daran, dass „Lehrer" eben der entsprechende Begriff in meiner Sprache ist, während „Guru" im Westen eher negativ besetzt ist. Für mich ist ein guter Guru einer, der sich nicht in den Vordergrund drängt, der nicht ständig erwähnen muss, dass er halb Jesus und halb Elvis ist. Wenn er gut ist, dann muss er das anderen nicht aufs Brot schmieren. Die merken das dann schon selber.

Kapitel 5

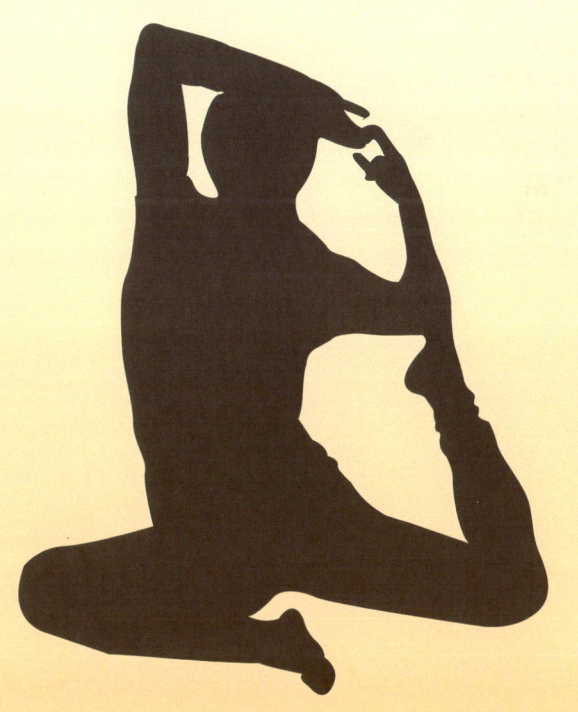

MACHT EUCH MAL LOCKER!

Klischee: Yoga ist nur für Frauen.

Warum Yoga für Männer mindestens so gut ist wie für Frauen.

Keith Mitchell ist ein 1,90 Meter großer athletischer farbiger Mann, dem man auf den ersten Blick sofort abnimmt, dass er einmal Football-Profi in der amerikanischen NFL war. Er spielte für die New Orleans Saints, und auf seinem Prachtkörper sitzt auch noch dieses unverschämt hübsche Gesicht, das noch schöner wird, wenn er lacht. Man kann nur vermuten, dass sich reihenweise weibliche und männliche Saints-Fans in ihn verliebt haben. Er sieht ein bisschen aus wie Seal, der Mann, der mit Heidi Klum drei Kinder zeugte – nur noch besser. Vermutlich verlieben sich immer noch reihenweise Menschen in ihn. Doch heute sind es Yogaschüler statt Football-Fans. Denn was man Keith Mitchell vielleicht nicht auf den ersten Blick abnimmt: Er ist Yogalehrer.

Keith Mitchell ist der lebende Beweis dafür, dass man nicht wie ein ausgemergeltes Blumenkind aussehen muss, um als Mann Yoga zu machen. Mitchell wäre nicht Football-Profi geworden, wenn er nicht ein verdammt harter Hund gewesen wäre. In einem Interview mit dem Onlinemagazin *mindbodygreen.com* wurde er einmal gefragt, ob er ein aggressiver Footballspieler war. „Ist das jetzt ein Witz?", antwortete Mitchell darauf. „Natürlich war ich das. Das gehört doch dazu, wenn man so verrückt ist, Football-Profi werden zu wollen." Mitchell musste seine Karriere unfreiwillig beenden. 2003 hatte er sich im Tackling eine schwere Rückenprellung zugezogen. Er war erst 29 Jahre alt, als er im Krankenhaus lag und wusste, dass er das, was er am liebsten machte, aufgeben musste. „Das war eine mentale Tragödie für mich", wird Mitchell zitiert. Der starke Football-Gladiator war es nicht gewöhnt, unbeholfen zu sein. Im Krankenhaus empfahl ihm eine Krankenschwester, sich mit bewusster Atmung auseinanderzusetzen. Er fing an, Yogabücher zu lesen. Und als er körperlich wieder dazu bereit war, begann er, Asanas zu üben. Ziemlich schnell war ihm klar, dass er eine neue Passion gefunden hatte. Und so wurde er Yogalehrer.

Auch Derrick Townsel war Football-Profi. Er spielte für die Houston Texans, und im Gegensatz zu Keith Mitchell begann er mit Yoga schon während seiner aktiven Karriere. Er sah Yoga zunächst als Mittel, Verletzungen vorzubeugen. Heute ist er einer der bekanntesten Yogalehrer in Orlando, Florida. Sie nennen ihn dort „Rasta Yogi" – nicht nur, weil er immerzu Bob Marley hört, sondern auch, weil seine Frisur stark an die des jamaikanischen Sängers erinnert. Townsels Körper ist genauso schön anzuschauen wie der von Mitchell – wenn man Muskeln mag –, mit dem Unterschied, dass der gut zehn Jahre jüngere Townsel auch noch ein Faible für Tätowierungen hat. Townsel entschied sich dafür, Yoga zu unterrichten, weil er realisiert hatte, dass es Menschen gab, die Yoga vielleicht brauchten, sich aber aufgrund vieler Vorurteile in einem Yogastudio fehl am Platz fühlten. Männer zum Beispiel oder Sportler und auch Farbige. „Es gibt nicht allzu viele Yogastudios in der schwarzen Gemeinde", sagt er.

Sie nennen ihn „Rasta Yogi"

Die beiden ehemaligen Football-Profis aus den USA sind nur zwei Beispiele, die zeigen, dass Yoga und starke Männer sich nicht ausschließen, auch wenn man sie in unserer Gesellschaft – warum auch immer – nicht auf den ersten Blick mit Yoga in Verbindung bringen würde. Auch in Deutschland gibt es Beispiele für solche

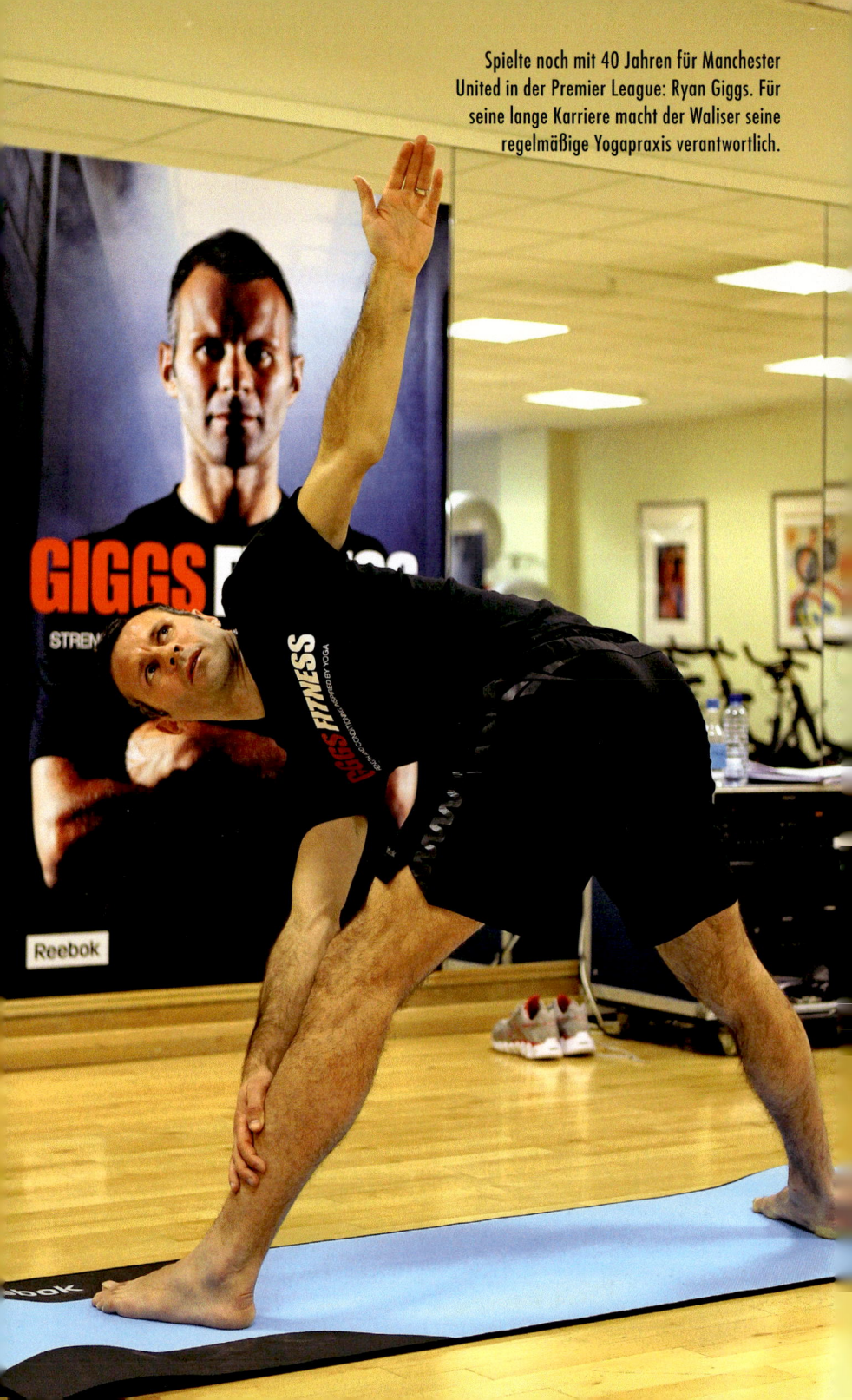

Spielte noch mit 40 Jahren für Manchester United in der Premier League: Ryan Giggs. Für seine lange Karriere macht der Waliser seine regelmäßige Yogapraxis verantwortlich.

starken Yogalehrer, darunter den Hamburger Dirk Bennewitz, Bodyguard und Aikido-Meister, oder Lars Tabert, ehemals Eishockey-Spieler bei den Kassel Huskies. Ein bekennender Yogafan ist auch der ehemalige Tennisprofi Carl-Uwe Steeb.

Dass Leistungssportler Yoga in ihren Trainingsalltag integrieren, ist spätestens seit der Fußball-Weltmeisterschaft 2014 bekannt, als Yogalehrer Patrick Broome mit dem WM-Pokal in den Händen posierte. Der Münchener gehört seit 2006 zum Betreuerstab der deutschen Fußball-Nationalmannschaft. Als Yogalehrer. Oliver Bierhoff, auch ein begeisterter Yogatreibender, hatte den Kontakt zum damaligen Bundestrainer Jürgen Klinsmann vermittelt. Unter Klinsmann war die erste Yogastunde noch Pflichtprogramm für die Spieler, danach kamen viele freiwillig. Dazu zählten beispielsweise Jens Lehmann, Philipp Lahm und Bastian Schweinsteiger. Heute bekennt sich Mario Götze öffentlich dazu, regelmäßig Yoga zu praktizieren. Es ist Teil seines Trainingsprogramms, er übt ein- bis zweimal wöchentlich, meistens am Tag nach einem Spiel.

Mario Götze ist Yogafan

Sogar in der Macho-Fußballlandschaft Großbritanniens outete sich Ryan Giggs als Yogafanatiker. Der Waliser gewann mit Manchester United insgesamt 36 Titel, darunter 13 englische Meisterschaften und zweimal die Champions League. Seine Karriere als Spieler beendete er erst im Alter von 40 Jahren – dank Yoga, wie er selbst sagt. „Es stärkt nicht nur die Muskeln und verbessert die Flexibilität, sondern hält auch fit und sorgt dafür, dass ich jeden Tag wieder auf dem Trainingsplatz stehen kann. Wenn ich am Tag nach einem Spiel Yoga übe, bin ich bei Weitem nicht so steif und viel schneller wieder dazu in der Lage, im Training Vollgas zu geben", erklärte er einmal gegenüber *The Telegraph*. Heute ist Giggs Co-Trainer bei Manchester United. Giggs' Begeisterung für Yoga ist so groß, dass er sogar eine Yoga-DVD gemeinsam mit seiner Yogalehrerin herausgebracht hat. Und für das Team von Manchester United ist Iyengar-Yoga ein ganz normaler Bestandteil des Trainingsprogramms.

Trotz all dieser Beispiele fristen Männer in den Yogastudios des Westens immer noch ein stiefmütterliches Dasein. In Deutschland üben schätzungsweise 2,6 Millionen Menschen Yoga, darunter sind gerade einmal 300.000 Männer. Das Kuriose daran ist: In seinen Ursprüngen war Yoga ausschließlich Männern vorbehalten. Eine Frau als Yogalehrerin wäre damals in Indien schlicht undenkbar gewesen. Der Amerikaner Bryan Kest, der als Erfinder des Poweryoga gilt und für seinen sportlichen Yogastil bekannt ist, hat eine einfache Erklärung dafür, warum Männer in seinen Kursen heute immer noch die Ausnahme sind: „Weil dort am Ende kein Sieger gekürt wird."

Tatsächlich sind die Frauen aber auch selbst ein bisschen schuld an dem Männermangel in den Yogakursen. Stefanie Syman schreibt in ihrem Buch *The subtle body: A history of Yoga in America* ausführlich über die Anfänge der Yogabewegung in den USA. Als die ersten indischen Yogalehrer zu Beginn des 20. Jahrhunderts in die USA kamen, waren es vor allem wohlhabende Amerikanerinnen, die zu ihren größten Fans wurden. Eine Reihe prominenter Frauen unterstützte die Swamis darin, ihre Organisationen zu gründen. Es waren Frauen wie Sara Bull, die gemeinsam mit Sarah Farmer das Green Acre Hotel in Maine zu einem spirituellen Retreat machte. Das war bereits 1894. Die in der Umgebung lebenden Bauern wunderten sich zu Beginn noch über die jungen Damen, die dort barfuß über den gepflegten Rasen liefen – als Gesundheitsmaßnahme. Jeden Morgen verschwanden sie außerdem mit einem jungen Inder in den Wäldern, wo er mit ihnen über Yoga redete.

Es ging zunächst vor allem um die Philosophie und das Erreichen einer anderen Bewusstseinsebene mittels Meditation und nicht so sehr um Asanas. Sara Bull stellte den Inder Swami Vivekananda schnell der intellektuellen Gesellschaft vor. Bald organisierte sie Konferenzen und sprach dabei unter anderem über ihre Reisen nach Indien. Sie war maßgeblich an der Gründung der Vedanta Society of New York beteiligt, einer Gesellschaft, die spirituelle Aktivitäten im Sinne der Vedanta-Philosophie ausübt, wie sie Swami Vivekananda vorlebte. Nach ihrem Tod vermachte sie einen Großteil ihres Vermögens der Bewegung.

Später erschienen auf der Yogabühne des Westens Frauen wie Indra Devi, eine russisch-schwedische Immigrantin, die 1947 nach Hollywood kam und ein Yogastudio eröffnete. Sie hatte viele

Jahre in Indien gelebt und sich dort einen Namen als Schauspielerin und Tänzerin gemacht. Dank ihrer guten Beziehungen, beispielsweise zur Maharadscha-Familie, erhielt sie als erste Frau aus dem Westen Unterricht von T. Krishnamacharya, der als Vater des modernen Yoga gilt. Später bat er sie im Übrigen darum, selbst Yoga zu unterrichten. Dass ein indischer Yoga-Guru eine Frau ermutigte, Yoga zu unterrichten, war zu diesem Zeitpunkt etwas völlig Revolutionäres. Die Schauspielerinnen Greta Garbo, Gloria Swanson und Jennifer Jones wurden unter anderem zu Devis Schülerinnen. Yoga war also im Westen ein Ding der High Society, ein Hobby von Filmstars und Hollywoods „Desperate Housewives". Und so kam es, dass Männer im Westen Yoga nicht so richtig ernst nehmen wollten.

Yoga ein Hobby von Filmstars und Hausfrauen

Männer fanden es hier erst interessant, als in den 1990er Jahren Yogis wie Bikram Choudhury und Pattabhi Jois in den USA auftauchten und ein athletischeres Yoga unterrichteten. Auf einmal war Yoga ja doch mehr als Atmen und Stretching. Es durfte plötzlich auch anstrengend sein, und Kraft war gefragt. Doch eigentlich sollten auch Männer endlich verstehen, dass Atem- und Dehnübungen nicht nur für Frauen erfunden wurden. Männer sind stärker als Frauen. Stärkere Muskeln sind meistens auch steifere Muskeln. Dehnen hält die Muskulatur geschmeidig, was wiederum zu weniger Schmerzen führt. Und das bedeutet, wie das Beispiel Ryan Giggs zeigt: Wir können durch Yoga den Sport, den wir lieben, länger ausüben. Wir können in dem Sport, den wir lieben, mehr Leistung bringen. Wenn das nicht mal ein Argument ist!

Yoga erweitert den üblichen Bewegungsradius von Männern (und natürlich auch den von Frauen). Das mag sich ein bisschen gefährlich anhören, ist es aber nicht. Ein Fußballer beispielsweise kann besser schießen, wenn er ein bewegliches und zugleich kräftiges Hüftgelenk hat. Yoga kann sowohl den Muskeltonus erhöhen als auch die Dehnfähigkeit vergrößern. Darüber hinaus sorgt es für eine höhere Gelenkigkeit, weil die Muskulatur, die die Gelenke umgibt, beim Yoga von einer verbesserten Durchblutung profitiert. Beim Yoga werden außerdem die Faszien, also unser Bindegewebe, stimuliert (warum das so wichtig ist, erkläre ich in

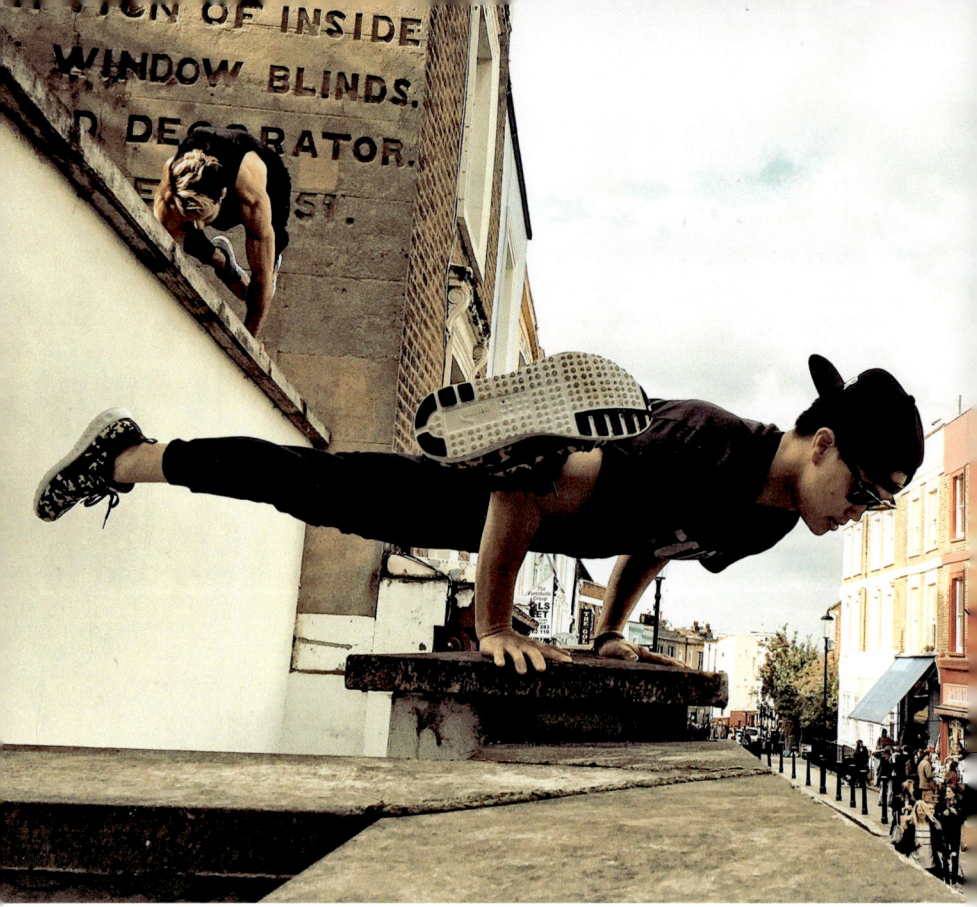

Michael James Wong – hier in der anspruchsvollen Haltung Eka Pada Koundinyasana II – gründete die „Boys of Yoga" mit dem Ziel, die Vorbehalte von Männern gegenüber Yoga abzubauen.

Kapitel 7). Die meisten Männer betreiben Sportarten, bei denen eine Körperseite mehr gefordert wird als die andere, wie zum Beispiel Fußball oder Tennis. Yoga gleicht das Ungleichgewicht in unserem Körper wieder aus (das wir im Übrigen alle haben, da jeder von uns, Männer wie Frauen, eine stärkere und eine schwächere Körperseite hat). Und das beugt Verletzungen vor.

Die „Boys of Yoga" (bitte mal googeln!) sind eine Gruppe yogatreibender Männer aus Großbritannien, die es sich zur Aufgabe gemacht haben, die Vorbehalte von Männern gegen Yoga abzubauen. Was mit einer simplen Unterhaltung über yogatreibende Männer und ihr Image begann, ist heute eine ganze Bewegung, die eben dieses Image verbessern und Männern so den Zugang zu Yoga erleichtern will. „Wir leben in einer Welt, in der Stress, Sorgen und Hektik zur Tagesordnung gehören. Yoga ist ein wunderbarer Weg, dem entgegenzuwirken. Es hilft, Distanz zu all dem Chaos aufzubauen", sagt Michael James Wong, der die „Boys of Yoga" ins Leben gerufen hat. „Yoga ist für jeden gut, und die Vorteile sind heute unbestritten."

Dass viele Männer in Europa glauben, Yoga sei etwas für Mädchen, die glutenfreie Cupcakes essen und grüne Smoothies trinken, wundert ihn nicht. „Männer sehen Yoga ja so, wie es in den Medien dargestellt wird. Und da ist es eben immer ein Frauending. Man muss sich nur die Zeitschriften, DVDs und Fitnessstudios anschauen – die sprechen doch alle hauptsächlich Frauen an." Natürlich schaffe es eine Barriere für Männer, zum Yoga zu gehen, wenn die westliche Welt glaube, dass Yoga Frauensache sei. Genau dagegen wolle er mit seinem Projekt etwas tun. Die Filme, welche die „Yogaboys" auf ihrer Homepage, aber auch auf zahlreichen Events zeigen, sollen deutlich machen, dass Yoga durchaus männlich sein kann. „Mir geht es hauptsächlich darum, den Männern einen Zugang zur Yogapraxis zu eröffnen. Ob das durch Gespräche, unsere Webseite oder Veranstaltungen ist, spielt keine so große Rolle. Wichtig ist, dass wir einen Weg finden, Männer anzusprechen mit dem, was wir machen." Und da es hier um Yoga von Männern für Männer gehe, sei das nicht so schwer.

Glutenfreie Cupcakes und grüne Smoothies

„Der beste Weg, Männer von Yoga zu überzeugen, ist, überhaupt nicht über Yoga zu reden", sagt Wong schmunzelnd. „Du musst die Männer einfach in ein Yogastudio bringen. In zehn Fällen von zehn Fällen spricht die Praxis für sich." Damit überzeuge er auch Männer, die abfällige oder spöttische Bemerkungen über Yoga machten. „Das ist übrigens in London nicht anders als sonst wo auf der Welt", sagt Wong. „Es gibt Leute, die kapieren es, und Leute, die kapieren es nicht. Wenn jemand blöde Kommentare über Yoga macht, frage ich immer: ‚Hast du es schon mal probiert?' Normalerweise lautet die Antwort dann nein, und damit verstummen die meisten negativen Stimmen auch schon."

Wong selbst ist in Santa Monica, Los Angeles, aufgewachsen. Dort ist Yoga ein Lifestyle ähnlich wie Surfen oder Skateboarden.

Männer und Yoga – das ist in Kalifornien seit den 1990er Jahren nichts Besonderes mehr. Wong ist optimistisch, dass auch in Europa Yoga und Männer bald zusammengehören. „Ich glaube, es ist nur eine Frage der Zeit und der Zugangsmöglichkeiten, bis Yoga auch auf dieser Seite des Globus zur Kultur – von Männern und Frauen – gehört." Die Vorteile von Yoga liegen für Wong, der seit mehr als zehn Jahren Yoga unterrichtet und seine Ausbildung auf fast allen Erdteilen absolviert hat, auf der Hand. „Yoga beruhigt, löst körperliche Blockaden und kann deinem Leben eine Perspektive geben." Damit meint er, Yoga gibt dir Raum, herauszufinden, was dir guttut. Und das ist persönlich und bei jedem anders.

Männer machen besonders gerne das, was sie können, schreibt Patrick Broome in seinem Buch *Yoga für den Mann*. „Anstatt an Defiziten zu arbeiten, feilen wir lieber an unseren Talenten und klopfen uns auf die Schulter." Vielleicht liegt darin auch einer der Gründe, weshalb sich die Männer mit dem Gang ins Yogastudio noch schwertun. Dabei wäre es für die meisten sicher wohltuend. Das Leben ist heutzutage privat und beruflich enorm anstrengend, aber Gefühlsausbrüche sind bei Männern meistens immer noch tabu. Beim Yoga können Männer diesem Druck mal entkommen, müssen nicht der Beste sein. Und viele von ihnen werden überrascht sein, wie praktisch starke Muskeln beim Yoga sind. Und wie schwer es für manche Frauen ist, die eben keine davon haben.

Kapitel 6

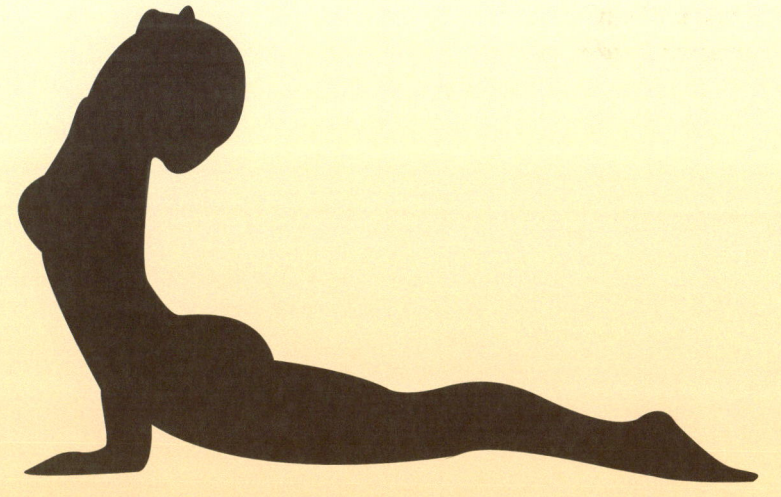

SEX, DRUGS AND FROG 'N' CROW

Klischee: Yoga verwandelt dich in einen Sexgott.

Stimmt leider nicht. Außerdem: Warum auch Yogis Spaß haben, Fleisch essen dürfen und nicht selten Wein und Kaffee lieben.

Die schlechte Nachricht zuerst: Nein, Yoga verwandelt niemanden in einen Sexgott. Wie dieser Mythos entstanden ist, ist rätselhaft. Möglicherweise hatten Sting und seine sagenumwobene Standhaftigkeit etwas damit zu tun. Der Sänger, der in der Öffentlichkeit immer wieder über seine Leidenschaft für Yoga berichtet, hatte 1990 einem Rockjournalisten gemeinsam mit Bob Geldof ein Interview gegeben. Das Interview sei schnell in ein Saufgelage ausgeartet, erzählte Stings Frau Trudie Styler viele Jahre später der englischen Zeitung *The Telegraph*. Irgendwann hatte der Journalist in angeheitertem Zustand gefragt, wie standhaft die beiden Herren beim Sex seien. Bob Geldof sagte, er sei ein Drei-Minuten-Mann, aber da Sting Yoga mache, könne er es sicherlich stundenlang treiben. Daraufhin meinte Sting zu Bob Geldof: „Hast du noch nie etwas von Tantra-Sex gehört?" Es folgte eine längere, wohl nicht ganz ernst gemeinte Erklärung von Sting, was es damit auf sich habe, und plötzlich geisterte als Zahl die magische Sieben durch die Medienlandschaft. Ein Gerücht war geboren: Sting und Trudie trieben es sieben Stunden am Stück miteinander.

In Wahrheit hatten Sting und Geldof einfach nur eine ziemlich bescheuerte Antwort auf eine ziemlich bescheuerte Frage gegeben. Aber deswegen wird seit 25 Jahren über das Sexleben von Sting und Trudie Styler spekuliert. Allein das ist schon beeindruckend – ganz gleich, wie ihr Sexleben aussieht. Es ist leider nicht so, dass dank Yoga jeder von uns sieben Stunden andauernde Orgasmen haben wird. Allerdings gibt es tatsächlich wissenschaftliche Hinweise darauf, dass Yoga die Produktion von Sexualhormonen wie Testosteron steigern kann. Ganz zu schweigen davon, dass Yoga dem Lustkiller Nummer eins – nämlich Stress – entgegenwirkt.

Steigerung der Sexualhormone

In seinem Buch *The Science of Yoga* berichtet William J. Broad unter anderem über eine Studie, die bereits in den 1970er Jahren durchgeführt wurde. Nach regelmäßigem, sich kontinuierlich steigerndem Yogatraining über eine Zeitspanne von einem halben Jahr fand sich in den Urinproben der teilnehmenden Männer ein gesteigerter Testosteronwert. Eine Studie aus Mumbai und New Delhi, die 2009 im *Journal of Sexual Medicine* publiziert wurde, berichtete von 40 Frauen im Alter zwischen 22 und 55 Jahren, die ein Yogaprogramm in Indien absolviert hatten. Die meisten Frauen waren verheiratet, und alle waren sexuell aktiv, hieß es in der Studie. Zwölf Wochen lang machten sie täglich eine Stunde Yoga inklusive Atem- und Entspannungsübungen. Sie übten 22 verschiedene Yogahaltungen ein, die einen Effekt auf Bauch- und Becken-Muskeltonus, Verdauung, Gelenkfunktion und Stimmung haben sollen. Zu Beginn und gegen Ende des Programms mussten die Frauen einen Fragebogen ausfüllen. Am Ende behaupteten 75 Prozent von ihnen, dass sie nun zufriedener mit ihrem Sexleben seien.

Nun sind 40 Frauen nicht gerade eine riesengroße Gruppe. Und die Frage ist auch, ob wir so einem Fragebogen überhaupt trauen können. Aber selbst wenn das Ergebnis stimmt, heißt das immer noch nicht, dass diese Frauen zu wahren Sexgöttinnen geworden sind. Umgekehrt wird es Männern leider auch nicht so gehen. Dennoch kann Yoga durchaus stimulierend wirken. Beispielsweise Partneryoga. Gerade lange verheiratete Paare könnten durch gemeinsames Partneryoga wieder zu mehr Spaß im Bett finden, berichtete Psychologin Susan Walsh 2013 in der *Science Daily*. Beim Partneryoga geht es um die bewusste Wahrnehmung des Partners (das muss selbstverständlich nicht immer der Lebenspartner sein, sondern kann auch, wie Akrobatik, mit einer Person durchgeführt werden, der man vertraut). Verschiedene Atemtechniken, Berührungen und der Aufbau von gegenseitigem Vertrauen können gerade bei Paaren, die schon länger zusammen sind, wieder neue Gefühle hervorrufen.

An der Universität Zürich gab es im Herbst 2015 einen Hochschulsport-Kurs „Yoga für eine gesunde Sexualität". Die Kursleiterin Eve Eichenberger berichtete gegenüber dem Schweizer Newsportal *20 Minuten,* es gehe in den Stunden darum, dass die Teilnehmer lernen, ihren eigenen Körper zu erfahren. Junge Frauen hätten häufig Probleme damit, Sex zu genießen, erklärte die Kursleiterin. „Frauen haben dann oft das Gefühl, dass der Fehler bei ihnen liegt, weil sie ihre eigene Sexualität zu wenig kennen." Natürlich sei der Kurs auch an Männer gerichtet: „Bei ihnen ist der Druck oft groß, immer sofort hart zu sein, stundenlang bumsen zu können und die Frau zum Orgasmus zu bringen." Auch den Männern wolle sie helfen, herauszufinden, welche Art von Sex sie als besonders befriedigend erleben und wie sie auf die Partnerin

Beim Partneryoga geht es um die bewusste Wahrnehmung des Partners.

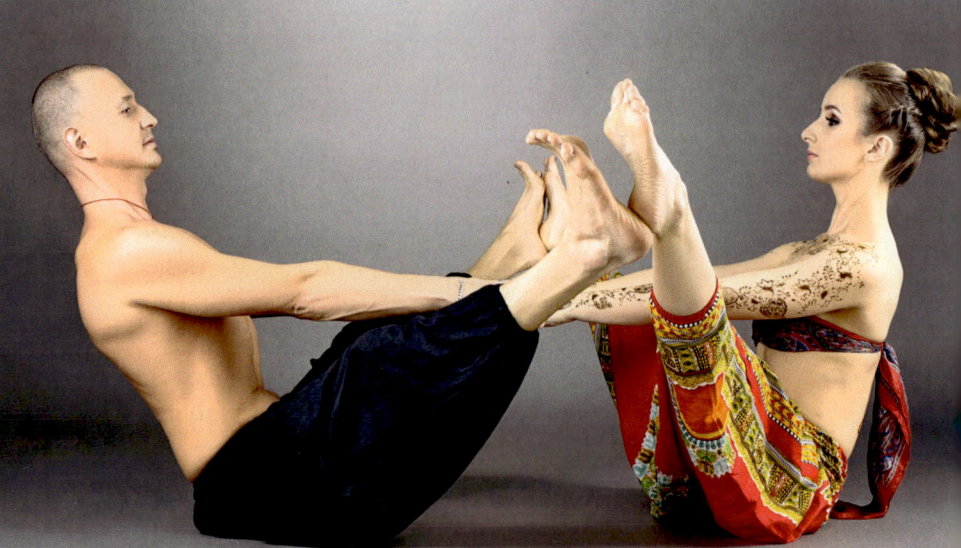

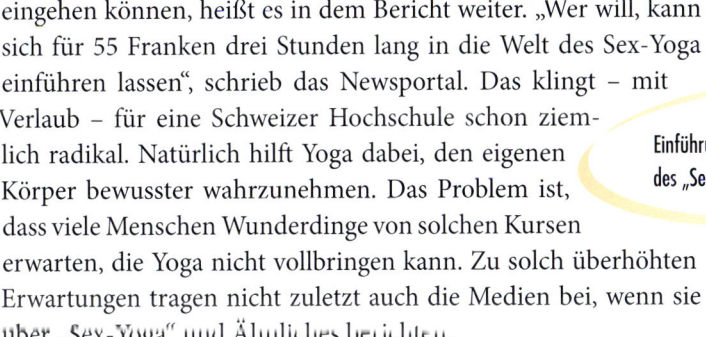

eingehen können, heißt es in dem Bericht weiter. „Wer will, kann sich für 55 Franken drei Stunden lang in die Welt des Sex-Yoga einführen lassen", schrieb das Newsportal. Das klingt – mit Verlaub – für eine Schweizer Hochschule schon ziemlich radikal. Natürlich hilft Yoga dabei, den eigenen Körper bewusster wahrzunehmen. Das Problem ist, dass viele Menschen Wunderdinge von solchen Kursen erwarten, die Yoga nicht vollbringen kann. Zu solch überhöhten Erwartungen tragen nicht zuletzt auch die Medien bei, wenn sie über „Sex-Yoga" und Ähnliches berichten.

Einführung in die Welt des „Sex-Yoga"

Klischees über Yoga sind manchmal sehr widersprüchlich. Zum einen hält sich das Gerücht, Yogis seien Sexgötter, mindestens so standhaft wie die angebliche Erektion von Sting, zum anderen wird vermutet, dass Yogatreibende keinen Spaß im Leben haben dürfen. „Ihr macht doch Yoga, ihr trinkt doch keinen Wein", wurde ich mal von einem Mann in eine Diskussion verwickelt. Aber wieso bitteschön sollte das eine mit dem anderen zusammenhängen? Na ja, er hatte das halt irgendwo mal aufgeschnappt. Yogis und Alkohol – das ginge aus seiner Sicht nicht. Bitte?!? Natürlich schädigt übermäßiger Alkoholkonsum die Leber, die Bauchspeicheldrüse, den Kreislauf, das Nervensystem. Aber hier ging es nicht um „übermäßigen Alkoholkonsum", sondern um ein Gläschen Wein. In den Lebensgemeinschaften von Yoga Vidya, einer Organisation, die auch Yogalehrerausbildungen anbietet, ist Alkohol allerdings tatsächlich verboten. Alkohol gehört dort zu den fünf Don'ts. Fleisch, Fisch, Alkohol, Tabak und Drogen „trüben den Geist und sind der Meditation nicht zuträglich", heißt es. Die Mitglieder verpflichten sich zum Alkoholverzicht.

In Santa Barbara befand sich das Yogastudio, in dem ich ausgebildet wurde, direkt neben einer Weinbar. Wenn man gerade mal nicht wusste, wo sich die Yogalehrer aufhielten, wurde man dort garantiert fündig. Für mich war das in Ordnung. Die haben sich schließlich nicht zugeschüttet. Madeleine Foster, 25, hat die Erfahrung gemacht, dass viele ihrer Schüler, vor allem die älteren, sie kritisierten, wenn sie am Wochenende in Bars gesichtet wurde. „Ich glaube, viele haben die Erwartung, dass ein Yogalehrer ein perfekter Mensch ist, damit sie selbst nicht perfekt sein müssen."

Es steht nirgends, dass eine Yogalehrerin am Wochenende keinen Wodka trinken darf. Trotzdem scheint diese Vorstellung in den Köpfen vieler Menschen zu sein. Die Frage ist, warum? „Manche haben eine gewisse Erwartung an den Lifestyle, den ich vorleben soll", sagt Madeleine. Genau das stört sie am meisten daran, Yogalehrerin zu sein: dass sie verurteilt wird für Dinge, die sie in ihrer Freizeit macht, die aber in unserer Welt völlig normal sind. Madeleine ist 25 – meine Güte, sie ist eine hervorragende Yogalehrerin, ich habe niemanden kennengelernt, der ihren Unterricht nicht liebte, warum reicht das den Menschen nicht? Ist es nicht ziemlich schnuppe, was Madeleine außerhalb ihrer Yogastunden macht, solange sie niemandem etwas zuleide tut und authentisch Yoga lehrt?

Für Madeleine bedeutet Yoga auch, sich so zu akzeptieren, wie man ist. „Wir müssen nicht danach streben, perfekt zu sein, denn wir sind schon gut genug", sagt sie. Das sei eine so wichtige Erkenntnis, wenn man Yoga mache, und im Grunde genommen auch das, worum es bei den Yamas und

Alkohol und Fleisch sind erlaubt

Niyamas gehe: Niemand ist perfekt. Auch nicht diejenigen, die keinen Alkohol trinken und kein Fleisch essen. Sorry. Obwohl ich selbst kein Fleisch esse, würde ich von meinen Schülern den Verzicht auf Fleisch nie erwarten. Wozu auch? Für wen müsste ich mich halten, wenn ich mir das herausnehmen würde? Nirgendwo steht, dass man kein guter Yogi ist, wenn man Fleisch isst. Wichtig ist vielmehr, sich darüber bewusst zu sein, was man zu sich nimmt. Wie fühlt man sich, wenn man beispielsweise einen Burger isst? Sich vor Augen zu halten, welche Abläufe vorausgegangen sind, bis der Burger auf meinem Teller landet, kann schon das Bewusstsein verändern.

Damit kein Missverständnis aufkommt: Ich weiß, dass es nicht nur industrielle Massentierhaltung gibt. Ich habe eine Weile in den Alpen gelebt, an mein Schlafzimmer grenzte ein Kuhstall. Der Bauer, der die Kühe hielt, liebte seine Tiere. Trotzdem musste er sich von manchen trennen, und die meisten der männlichen Kälber landeten irgendwann in der Fleischproduktion. Bis zu diesem Zeitpunkt aber bereitete der Bauer ihnen ein schönes Leben. Es war ihm wichtig, dass es seinen Tieren gut ging. Sie hatten alle Namen. Leider ist das nicht der Normalfall.

Auf Facebook geisterte eine Weile ein Video aus einem brasilianischen Supermarkt herum. Es ist ein gestelltes Video der Internetseite *gary-tv.com*, die für Veganismus wirbt. Ein Mann tut so, als promote er eine Wurstmaschine. Wenn Kundschaft vorbeikommt, dreht er an einer Kurbel, und schon kommen Würstchen aus dem Gerät. Er fragt die Kunden, ob sie die Wurst probieren wollen, und natürlich sind die meisten Feuer und Flamme. Eine geschenkte Wurstprobe? Da greifen wir gerne mal zu. Es folgt eine Szene, in der er ein kleines süßes quiekendes Ferkel aus einem Korb holt und es in die Maschine setzt. In Wirklichkeit passiert dem Ferkel nichts, eine junge Frau sitzt nämlich im Inneren der Wurstmaschine und nimmt das kleine Ferkel in Empfang. Gleichzeitig sorgt sie dafür, dass, sobald der Mann an der Kurbel dreht, ein Stück Wurst aus der Maschine kommt. Die Kunden sind natürlich total schockiert. Sie denken, sie werden gerade Zeuge davon, wie der Mann kleine Ferkel zu roher Wurst verarbeitet, die sie dann auch noch essen sollen. Ist die Geschichte nicht absurd?

Die meisten von uns würden kein Fleisch essen, wenn sie das Tier selbst schlachten oder dabei zusehen müssten, wie es getötet und verarbeitet wird. Ist die Wurst aber schön abgepackt oder appetitlich zubereitet auf dem Teller, müssen wir uns nicht mehr damit auseinandersetzen, wie sie dahin gekommen ist, und haben plötzlich kein Problem mehr damit. Aber genau darum geht es: Wenn man sich dessen bewusst ist, **Bewusst essen** was man isst und warum, spielt es auch keine große Rolle, dass man es isst. Wichtig ist, dass wir unsere Entscheidung bewusst getroffen haben. Ich behaupte, kein Fleisch zu essen, aber bevor ich verhungere, würde ich vermutlich auch zu Fleisch greifen. Und ich bin ziemlich sicher, dass auch die Verfasser des Yogasutra in so einer Situation nicht den Hungertod vorziehen würden.

Isabell Gronewald von „YogaHeimat" sieht für sich einen kritischen Punkt bei Ahimsa. Es ist die erste Empfehlung der Yamas und bedeutet Gewaltlosigkeit. „Ich bin keine Vegetarierin. Für viele ist das komisch. Irgendwie widersprüchlich. Man muss doch Vegetarier sein, wenn man Ahimsa leben will. Ich verstehe diejenigen, die es so interpretieren. Ich bin für einen bewussten

Konsum von Lebensmitteln jeglicher Art. Und finde alles schlimm, was zum Dogma wird. Jeder sollte bewusst leben, aber auch das machen, womit er glücklich ist. Bewusst zu leben, heißt für jeden Menschen ja auch etwas anderes."

Yoga ist nichts, das meinen Alltag komplett bestimmt. Ich kann von Yoga viel lernen, nicht nur, auf den Händen zu balancieren und meine Nasenspitze bei gestreckten Beinen gegen meine Knie zu drücken. Aber durch meinen Kopf läuft nicht permanent eine Leuchtreklame mit dem Yogasutra. Wenn ich für meinen Mann ein Stück Fleisch zubereite – was selten vorkommt, weil er das selbst viel, viel besser kann –, schreit keine innere Stimme hysterisch „YOGA" mit drei Ausrufezeichen. Buddha, der Meditationsmeister schlechthin, soll sogar gesagt haben: „Alles in Maßen, einschließlich der Mäßigung."

Spaß muss sein – auch im Yogaunterricht

Yogis dürfen Spaß haben. Sogar während des Yogaunterrichts ist Spaß erlaubt. Ich finde es immer schön, wenn Lehrer ihre Schüler zum Lachen bringen. Yoga ist für mich nichts Bierernstes. Das Leben ist oft hart genug, warum soll Yoga es mir noch schwerer machen?

In Klassen, in denen ich weniger fortgeschrittene Schüler unterrichte, baue ich gerne die Haltung Malasana ein, wenn ich die Stimmung etwas auflockern will. Bei diesem Asana stehen die Füße mindestens hüftbreit auseinander. Mit den Hüften begibt man sich bei geradem Rücken in eine tiefe Hocke. Der rechte Ellenbogen drückt gegen das rechte Knie, der linke gegen das linke und die Handflächen pressen gegeneinander. Ich lasse die Schüler eine Weile in dieser wunderbaren Dehnposition sitzen und bitte sie dann, sich nun langsam in Minischritten einmal um die eigene Achse zu drehen. Das sorgt meistens für gute Laune. Meine Schüler dürfen Witze machen und auch mal lachen.

Ich weiß, dass viele, vor allem sportliche Menschen, Asanas wie die Krähe (oder auch den Kranich) lieben. Dabei verlagert man aus der Hocke sein Gewicht auf die schulterbreit auseinanderstehenden Hände nach vorne. Die Knie ruhen ungefähr auf der Position des Trizeps, und die Füße befinden sich in der Luft. Es ist eine beliebte Übung, mit der die Arm- und Bauchmuskulatur trainiert wird und eben auch die Fähigkeit, über sich selbst zu lachen. Am

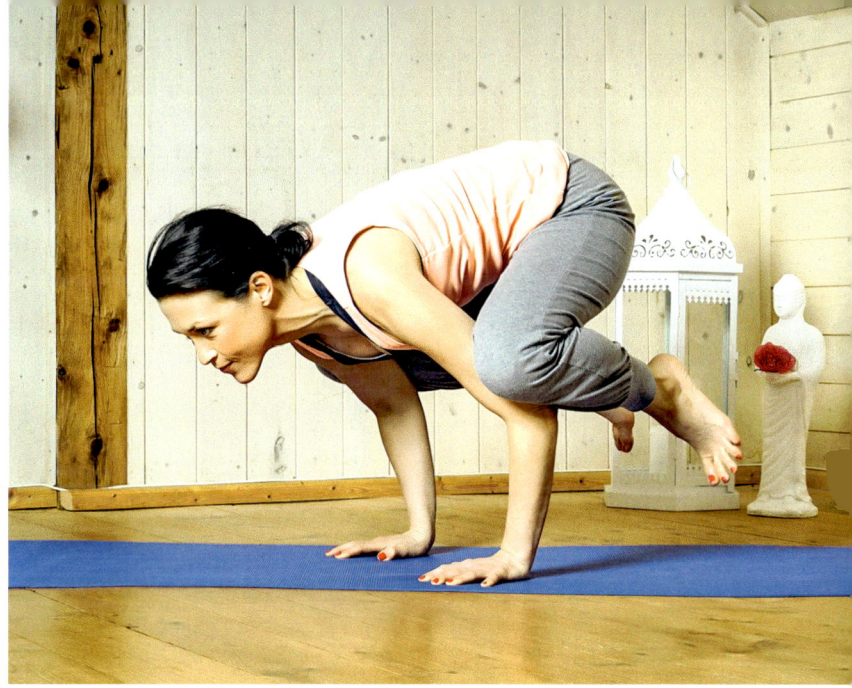

Lockert jede Yogastunde auf: die Krähe.

Anfang ist es gar nicht so einfach, die Balance zu halten. Schließlich muss das gesamte eigene Gewicht mit den Händen (und der Bauchmuskulatur) ausbalanciert werden. Die Übung lässt sich in jede Stunde einbauen. Für die, die sich (noch) nicht daran wagen, gibt es zudem sichere und leichte Vorübungen, die den meisten Spaß machen.

Wenn ich das Gefühl habe, das Level stimmt, dann mache ich so eine Übung auch mal spontan. Ich habe eine Weile Yoga in einem CrossFit Club unterrichtet. Natürlich ging es hauptsächlich darum, die Muskeln der Schüler zu dehnen. Die meisten Athleten dort waren wirklich enorm steif. Sie hassten Stretching, wussten aber auch, dass es ihnen guttun würde. Wenn ich irgendwann während der Stunde den Eindruck hatte, dass zur Abwechslung mal ein bisschen Spaß hermusste, habe ich sie die Krähe üben lassen. Das kam immer gut an. Weil jeder, der die Haltung zum ersten Mal einnehmen kann, enorm stolz ist.

Yoga bedeutet, ehrlich mit sich selbst zu sein, Emotionen zuzulassen und die Gedanken, die kommen, wahrzunehmen, ohne sie zu bewerten. Man muss sie nicht immer ausschalten. Yoga heißt, zu verstehen, dass es in Ordnung ist, wenn uns nicht immer die

Sonne aus dem Hintern scheint. Es heißt für mich aber auch, sich selbst nicht so ernst zu nehmen, über sich selbst und den Wahnsinn dieser Welt lachen zu können. Für mich hat Yoga nichts damit zu tun, enthaltsam wie ein Mönch in den Bergen zu leben. Warum auch? Das ist schlicht und ergreifend nicht unsere Lebensform. Im Übrigen schreibt uns das Yoga auch nirgendwo vor. Wem würde es auch helfen, wenn wir alle so lebten? In unserer Gesellschaft macht es viel mehr Sinn, mit anderen zusammen das Leben zu genießen und Yoga auch mal für einen Moment vergessen zu dürfen. Ich möchte in meinem Bekanntenkreis doch nicht diejenige sein, die ständig mit erhobenem Zeigefinger durch die Gegend rennt. Trotzdem kann ich versuchen, bewusst und achtsam zu leben. Ich kann mir Mühe geben, die Yamas und Niyamas zu befolgen – auch wenn es mir vielleicht nicht immer gelingen wird.

Ich finde es auch richtig, als Mensch mit Tieren achtsam umzugehen. Niemand hat das Recht, einem Tier unnötiges Leid zuzufügen. Die Problematik, vor der wir heute stehen, nämlich dass wir für viel zu viele Menschen große Mengen Fleisch produzieren müssen, lässt sich leider nicht einfach lösen. Es würde schon helfen, wenn jeder von uns seinen Konsum mäßigen würde. Aber letztlich muss jeder für sich selbst entscheiden, was er essen möchte, ob er Alkohol trinkt, raucht oder Drogen nimmt. Und wie auch immer die Entscheidung ausfällt, es steht mir nicht zu, sie zu verurteilen. Es gibt viele Menschen, die durch Yoga ihre Angewohnheiten ändern und sich auf einmal gesünder ernähren. Wenn dies aber nicht aus eigenem Willen geschieht, hilft es sicher nicht, wenn ich als Yogalehrer eine Doktrin daraus mache. Ich bin davon überzeugt, dass Menschen sich langfristig nur aus eigenem Antrieb ändern.

Bei Yoga geht es darum, nicht nur in unserem Körper, sondern auch in unseren Köpfen ein Gefühl der Leichtigkeit entstehen zu lassen (selbstverständlich am besten ohne Hilfe von Alkohol). Wenn wir diese Leichtigkeit haben, klappt es vielleicht auch mit dem guten Sex. Die gute Nachricht ist also: Auch Yogatreibende haben Spaß am Leben. Vielleicht haben sie sogar mehr Spaß als andere, schließlich wissen viele von ihnen, wie man den Augenblick bewusst genießt.

Kapitel 7

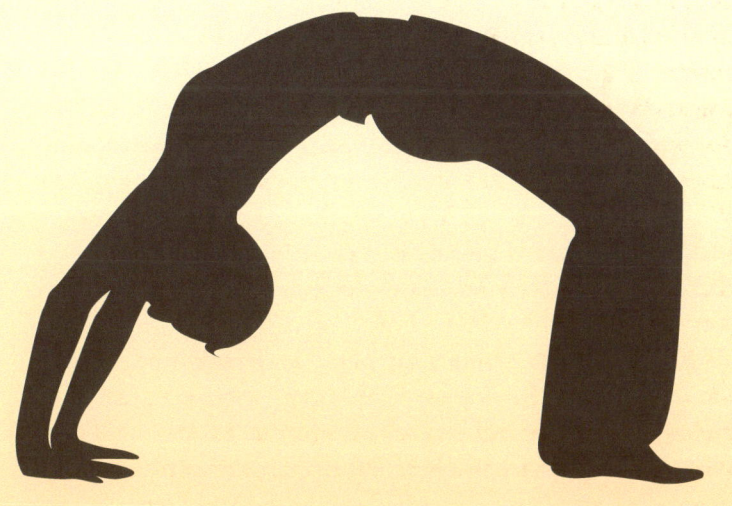

VÖLLIG BANANE

Klischee: Wer Yoga machen will, muss gelenkig sein.

„Gesegnet sind die Unbeweglichen." (Richard Freeman, Yogalehrer)
Warum unbeweglich zu sein der beste Grund ist,
mit Yoga anzufangen.

Es ist eher ungewöhnlich, dass jemand, der gerne mit dem Laufen anfangen würde, denkt: „Ach nee, so schnell wie Usain Bolt werde ich ja sowieso nicht. Also lass ich es lieber." Mir ist so ein Fall noch nie zu Ohren gekommen. Niemand, der sich mit dem Gedanken beschäftigt, joggen zu gehen, stellt direkt mal einen Vergleich mit dem schnellsten Mann der Welt an. Auch nicht mit einem Marathonläufer aus Kenia. Beim Yoga hingegen denken alle an diese gelenkigen indischen Gurus, die beide Füße hinter den Kopf legen und dabei zugegebenermaßen manchmal ziemlich furchteinflößend aussehen. Sich mit ihnen zu identifizieren, fällt einem ungelenkigen Menschen aus dem Westen verständlicherweise nicht besonders leicht. „Yoga? Nee, lass mal lieber. So gelenkig bin ich nicht."

Dabei ist gerade ungelenkig zu sein, der beste Grund, mit Yoga anzufangen. Allerdings gilt es zu unterscheiden zwischen Gelenkigkeit und Dehnbarkeit. Gelenkigkeit ist die Fähigkeit eines Knochensegments zur Ausführung des weitestmöglichen Bewegungsausschlags durch das dazugehörige Gelenk – daher auch der Begriff Gelenkigkeit. Wie bereits in Kapitel 2 beschrieben, macht es einen großen Unterschied, ob wir aufgrund unserer Gelenkigkeit oder unserer Dehnbarkeit eine gewisse Position erreichen können oder nicht. Die Dehnbarkeit hingegen ist die Fähigkeit eines Muskels, seine optimale Länge zu erreichen, um den größtmöglichen Bewegungsausschlag auszuführen, so dass sein Kraftpotenzial voll genutzt werden kann. Aus beidem zusammen, Dehnbarkeit und Gelenkigkeit, ergibt sich unsere gesamte Beweglichkeit. Die Dehnbarkeit lässt sich dabei natürlich am einfachsten trainieren.

Wahrscheinlich kennt jeder den Unterschied zwischen Knochen, Gelenken, Muskeln, Sehnen und Bändern. Er sei hier trotzdem noch einmal kurz erklärt: Unsere Knochen sind relativ steife Elemente, sie wirken wie Hebel unseres Körpers. Die Verbindung zwischen den Knochen wird durch Gelenke hergestellt. Unsere Gelenke sind so angelegt, dass die Knochen gegeneinander bewegbar sind. Sie sind sozusagen unsere mechanischen Kupplungen. Um sich zu bewegen, brauchen sie allerdings Energie. Einen Motor. Und das sind die Muskeln. Unsere Sehnen sind wie Seile, ihre Funktion ist der Transport der vom Motor entwickelten Kraft zu dem Punkt, an dem sie eingesetzt wird. Die Sehnen sind also die Kraftüberträger, die auf der einen Seite am Knochen angewachsen und auf der anderen Seite im Muskel verankert sind. Die Bänder setzen an zwei benachbarten Knochenelementen an und umschließen im Allgemeinen ein Gelenk. Sie verbinden die beiden Knochensegmente und schränken die Bewegungen auf ein funktionell sinnvolles Maß ein. So sorgen sie für Stabilität.

Und dann gibt es auch noch Faszien. Sie umgeben jeden Muskel, jedes Organ, aber auch jede Bandstruktur. Sie vernetzen unseren gesamten Körper. Man kann sich das ungefähr so vorstellen, als wären unsere Muskeln, Organe und Bandstrukturen in mehrere Lagen Klarsichtfolie verpackt. Gleichzeitig schafft das Fasziennetz, das an jeder Muskelbewegung beteiligt ist, die Voraussetzung, Kraft und Schnelligkeit zu erzeugen und auf die einzelnen Körperteile zu übertragen. Je elastischer die Faszien sind, umso

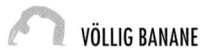

mehr Kräfte werden erzeugt und übertragen. Ein gut trainiertes Fasziengewebe ist elastisch und reißfest zugleich und damit eine Grundlage für körperliche Leistungsfähigkeit. Faszien wirken bei unseren Bewegungen wie Stoßdämpfer. Sie sind aber auch oft die Ursache für Schmerzen, denn sie sind mit Schmerz- und Sinnesrezeptoren versehen. Weil sie den ganzen Körper vernetzen, kann es durchaus vorkommen, dass wir den Schmerz an einer anderen Stelle spüren als dort, wo das eigentliche Problem sitzt.

Interessante Ergebnisse zum Thema Faszien hat beispielsweise eine Forschungsgruppe rund um Dr. Robert Schleip, einem Experten auf dem Gebiet der Faszienforschung, von der Universität Ulm herausgefunden. Die Wissenschaftler entdeckten, dass Faszien eine Kontraktilität besitzen; das heißt, dass sie sich unter dem Einfluss von Stresshormonen zusammenziehen. Dies könnte bedeuten, dass die Ursache von Rückenschmerzen nicht immer in Muskeln oder Knochen liegt, sondern in den Faszien. Verklebte oder verhärtete Faszien verursachen unterschiedliche Beschwerden in Form von Schmerzen. Viele Überlastungsschäden im Sportbereich betreffen nicht das rote Muskelfleisch, sondern das weißfarbige kollagene Fasernetzwerk des Körpers, also die oben erwähnte Klarsichtfolie. Vor allem aber führt Belastungsmangel dazu, dass die entsprechenden Faszienanteile verkümmern. Dann verlieren sie ihre natürliche Gleitfähigkeit. Die Faszien sind zudem eines unserer wichtigsten Sinnesorgane. In den Faszien befinden sich nämlich Rezeptoren, welche für die Meldung über die Lage des Körpers im Raum verantwortlich sind. Beim Yoga dehnen wir nicht nur unsere Muskeln, sondern wir arbeiten auch mit unseren Faszien. So bleiben die Faszien elastisch und verkleben nicht.

Es ist wichtig, unsere Beweglichkeit zu trainieren, da sie gerade mit zunehmendem Alter abnimmt. Wie wertvoll es ist, sich uneingeschränkt bücken, strecken, den Oberkörper drehen zu können, das merken wir meistens erst dann, wenn es schon zu spät ist. Sich die Fußnägel zu schneiden, ohne dabei zu stöhnen, rückwärts einzuparken, ohne unserem oder anderen Autos Schaden zuzufügen – auch dafür ist Beweglichkeit von Nutzen. Beweglich zu sein, bedeutet, dass wir unsere Gelenke mit größtmöglichem Radius mühelos und schmerzfrei bewegen können. Mit der

Abnahme unserer Beweglichkeit steigt das Risiko, sich zu verletzen. Unsere Körperhaltung wird schlechter, unsere Wirbelsäule lässt sich plötzlich nicht mehr so gut aufrichten, wir bewegen uns unsicherer.

Wer regelmäßig Dehnübungen durchführt, wirkt diesem Prozess entgegen. Die Asanas haben in unserer westlichen Welt hauptsächlich das Ziel, unsere Beweglichkeit, die Ausrichtung des Körpers und unsere Balance, also unser Gleichgewicht, zu verbessern. Sie dehnen und lockern die Muskulatur. Die Übungen führen dazu, dass unsere Gelenke und unsere Wirbelsäule beweglicher werden. Sie machen uns stärker, ausdauernder, unterstützen unsere Fähigkeit, komplett zu entspannen und uns besser zu konzentrieren. Yoga hilft da jedem weiter. Man muss nicht besonders flexibel sein oder es jemals mit einer Rhythmischen Sportgymnastin aufnehmen können, um das zu spüren. Natürlich geht das nicht von heute auf morgen. Trotzdem habe ich es nicht selten erlebt, dass Schüler, die beispielsweise eine besonders verkürzte hintere Oberschenkelmuskulatur haben, nach bereits einer Stunde Yoga über ein viel besseres Körpergefühl berichteten und weniger Rückenprobleme hatten.

Unbewegliche Schüler profitieren am schnellsten von Yoga

Richard Freeman ist einer der berühmtesten Ashtanga-Yogalehrer im Westen. Es hat einen Grund, wenn er sagt: „Blessed are the tight people" („Gesegnet sind die Unbeweglichen"). Meine beiden fleißigsten Schüler in Kalifornien waren zwei Männer. Der eine amerikanischer Pensionär, Ende 60, der andere Inder, Mitte 40. Sie waren wahrscheinlich auch meine unbeweglichsten Schüler, aber gerade deswegen kamen sie am regelmäßigsten. Sie ließen keine Stunde ausfallen. Ich bin mir sicher, dass das Training nicht immer angenehm für sie war, da gerade zu Beginn die Muskulatur schmerzt. Sie haben meine Stunden definitiv nicht immer genossen. Trotzdem kamen sie immer wieder zum Unterricht. Sie lernten schnell den Wert eines körperlichen Trainings schätzen, das ihre Muskulatur langsam lockerer machte. Meine Lieblingsyogalehrerin Nicole von Grünigen, die im Schweizer Kurort Gstaad unterrichtet, hat schon von vielen unbeweglichen Schülern gehört, dass sich, was anfänglich als Dehnungsschmerz wahrgenommen

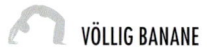

wird, bei regelmäßigem Üben schnell in ein Wohlgefühl verwandelt. „Plötzlich lieben sie den Dehnungsreiz und brauchen ihn", sagt sie.

Wenn wir beweglich sind, senkt das die Verletzungsgefahr. Unsere Bewegungsfreiheit nimmt zu. Das ist einer der Gründe, warum immer mehr Athleten Yoga in ihr Trainingsprogramm integrieren – sogar die weltmeisterliche deutsche Fußball-Nationalmannschaft. Doch man muss kein Spitzensportler sein, um von Yoga zu profitieren. Egal, ob man Kraftsportler, Radfahrer oder Läufer ist: Yoga bietet für jeden das ideale Ausgleichstraining. Viele Radfahrer sind beispielsweise durch die permanent nach vorne gebeugte Haltung des Oberkörpers unbeweglich in der Hüfte. Läufer haben es nicht selten mit dem Schienbeinkantensyndrom zu tun, bei dem es sich um Überlastungsbeschwerden im Schienbein handelt. Die Dehnung der Muskulatur in Schienbein und Po beugt vor. Fußballspieler haben hauptsächlich verkürzte Muskeln an den Vorder-, Rück- und Innenseiten der Oberschenkel, den Waden, dem unteren Rücken und oftmals der Leiste und der Brustmuskulatur. Und das sind nur einige Beispiele.

Ausgleichstraining für Sportler

Eine verkürzte hintere Oberschenkelmuskulatur ist aber nicht nur ein Problem von Sportlern, sondern auch von Menschen, die viel sitzen. Dehnung macht die Muskulatur wieder geschmeidiger, ohne dass sie dabei ihre Kraft verliert. Zudem werden durch die Streckung des Körpers und die intensive Atmung beim Yoga die Muskulatur und die inneren Organe besser durchblutet. Die oftmals durch Stress verspannten Muskeln, Sehnen und Bänder entspannen sich. Dehnung – richtig ausgeführt – hilft zudem, Muskeln zu reparieren und zu erholen. Außerdem kann ein dehnbarer Muskel seine volle Kraft besser entfalten. All das wiederum bedeutet, dass man den Sport, den man liebt, sei es Joggen, Tennis, Radfahren oder Schwimmen, nicht nur schneller und effektiver, sondern auch bis ins hohe Lebensalter betreiben kann. Nicht zuletzt deshalb sollte man Yoga oder zumindest Stretching in Kauf nehmen, auch wenn es vielleicht nicht immer so viel Spaß macht.

Yoga ist aber auch Muskeltraining. Nahezu in jeder Yogapose arbeiten wir mit der Bauchmuskulatur, um den Körper zu stabilisieren. Die isometrischen Kontraktionen – also die Halteübungen, die wir beim Yoga durchführen – im Zusammenspiel mit der Atemtechnik sorgen dafür, dass unsere Muskulatur jede Menge zu tun hat. Das Gute ist: Dabei arbeiten wir nur mit dem eigenen Körpergewicht, und das verringert das Verletzungsrisiko. Wer eine Klasse ausprobiert, die den Namen Vinyasa-, Flow- oder Poweryoga trägt, wird merken, dass es hier nicht um Alte-Herren-Gymnastik geht. Auch ohne erhitzten Raum kommt man beim Yoga je nach Stilrichtung ganz gut ins Schwitzen. Bei den Asanas benutzen wir zudem viele Muskeln, die wir sonst gerne vernachlässigen. Dazu gehört beispielsweise der vordere Sägemuskel, der sich direkt unter der Achselhöhle befindet und beispielsweise schon bei Yogas Umkehrhaltung Nummer eins, dem Herabschauenden Hund, aktiviert wird.

Yoga schult zudem unser Gleichgewicht. Das ist insofern interessant, weil fast jeder von uns eine starke und eine schwache

Vorbildlich: der ehemalige Nationaltorwart Jens Lehmann in Prasarita Padottanasana. Oder einfacher: der gegrätschten stehenden Vorbeuge. Gerade Sportler profitieren von den Dehnübungen im Yoga.

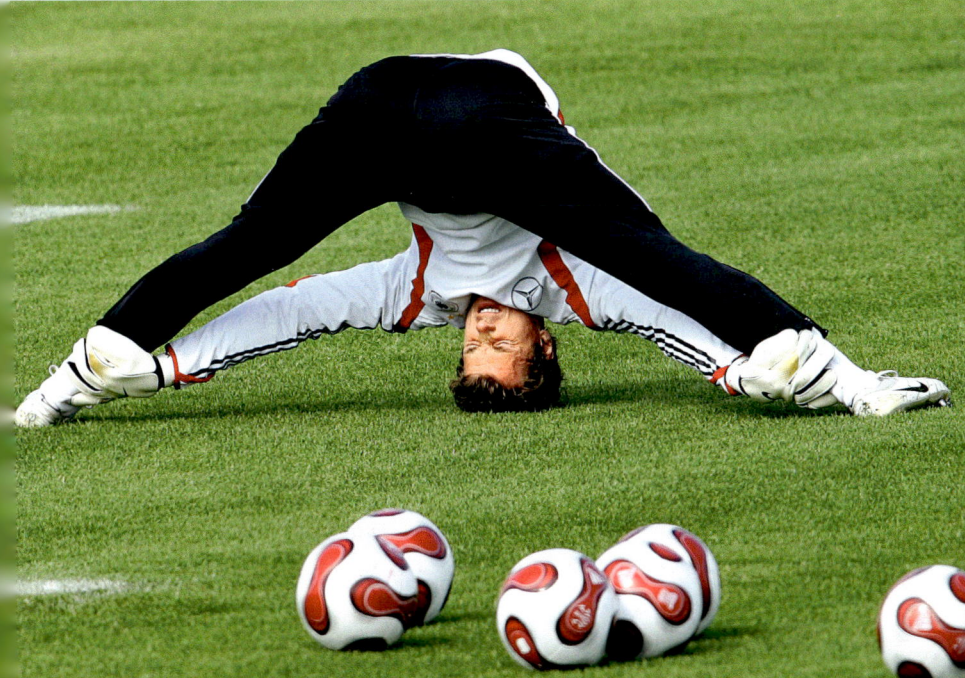

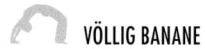

Seite hat. Vor allem, wenn die beiden Seiten in ihrer Kraft deutlich voneinander abweichen, kann es zu Überlastungen kommen. Diese betreffen paradoxerweise meist die stärkere Seite, da sie die Schwächen der anderen Seite kompensieren muss. Beim Yoga wird darauf geachtet, dass beide Seiten des Körpers trainiert und gedehnt werden. Oft schlagen Yogalehrer vor, dass wir uns der Seite widmen, die wir normalerweise nicht benutzen. Das fängt schon bei winzigen Bewegungen an, die gar nicht schwer sind, beispielsweise wenn wir die Hände falten. Das machen wir eigentlich immer gleich. Wenn wir nun die andere Hand nach oben nehmen sollen, kommt uns das total seltsam vor. Es ist aber dieselbe Bewegungsausführung, wir sind sie nur nicht gewohnt. Dadurch, dass wir beim Yoga mit beiden Seiten arbeiten, bringen wir unseren Körper wieder ins Gleichgewicht.

Yoga hat viele Vorteile, gerade auch für unflexible Menschen. Es ist eher eine Frage des Durchhaltevermögens und des inneren Schweinehundes: Klar, wer sich verbiegen kann wie eine Brezel, geht meistens gerne zum Yoga. Alles wirkt einfach, und man gibt eine wirklich gute Figur ab unter all den Unbeweglichen. Aber auch die Beweglichen lernen, wenn sie einen guten Lehrer haben, immer weiter und sorgen dafür, dass ihre Flexibilität im Alter nicht rapide abnimmt. Die Unbeweglichen haben es natürlich viel schwerer in den Yogastunden. Aber sie sind diejenigen, die am schnellsten davon profitieren und am schnellsten die Verbesserungen und kleinen Veränderungen im Körper feststellen werden. Dass Stretching nicht immer zu den unterhaltsamsten Aktivitäten in unserem Leben zählt, wissen wir schon seit dem Turnunterricht in der Grundschule. Aber Zähneputzen tut das ja auch nicht. Und trotzdem machen wir es jeden Tag.

Kapitel 8

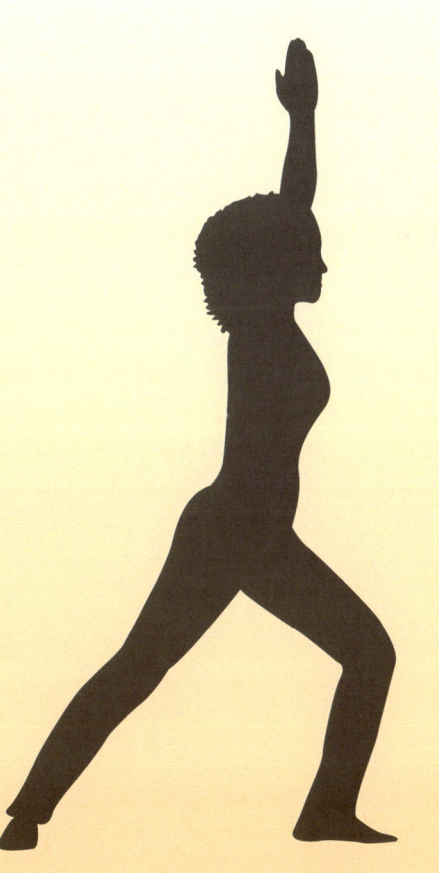

TADASANA IN JEDEM ASANA

Klischee: Yogaposen haben bescheuerte Namen.

Hm. Ja, vielleicht. Wie man es nimmt. Eigentlich machen die Namen aber auch Sinn. Warum das Fundament bei jeder Yogahaltung wichtig ist und was uns die Namen sagen wollen.

Es gibt diesen Sketch von Anke Engelke bei *Ladykracher*, als sie Onka, die Vertretung einer Yogalehrerin, spielt. Das ist eine wunderbare Parodie, ich kann mir dieses Filmchen mehrere Male hintereinander anschauen und muss dabei immer noch Tränen lachen (so viel auch zum Thema, Yogis hätten keinen Humor …). Onka macht alles falsch, was man als Yogalehrerin falsch machen kann. Oder genauer gesagt: Sie macht genau das Gegenteil von dem, was man von einer Yogalehrerin erwartet. Zunächst einmal kommt Onka zu spät, und als Erstes teilt sie den Schülern mit, dass sie nicht viel Zeit hat. Sie ist also unheimlich im Stress. „Um drei Uhr werden mir die Krampfadern gezogen. Deswegen müssen wir uns ein bisschen beeilen." Dann schickt sie alle aus dem Kurs, die zum ersten Mal beim Yoga sind. Nach ein paar weiteren Frechheiten den übriggebliebenen Teilnehmern gegenüber wirft sie die Musik an, sagt: „So, nun schnell Sonnengruß" und beobachtet die

Teilnehmer skeptisch. „Sieht das scheiße aus …", kommentiert sie. Wenn sie dann ruft: „Und jetzt alle im Hund bleiben!", wirkt das nur noch lächerlich.

Gerade diese Namen schrecken viele Menschen ab. Die Krähe, die Kobra, der Hund, der Baum – ich kenne viele Leute, die sich darüber lustig machen. Vor allem Männer können häufig so gar nichts mit diesen Begriffen anfangen. Mit Kobra bringen sie höchstens den britischen Sportwagen in Verbindung, der allerdings mit C geschrieben wird. Meine Ausbildungen habe ich auf Englisch gemacht. Vielleicht fällt es mir deswegen manchmal immer noch schwer, die Asana-Namen auf Deutsch zu sagen. Und dabei haben alle Namen einen Sinn. In jeder Sprache. Sie bedeuten nämlich dasselbe – auf Sanskrit genauso wie auf Deutsch, Englisch oder Polnisch. Es sind nämlich einfach Übersetzungen.

> Die Krähe, die Kobra, der Hund, der Baum …

Wenn der Lehrer den Schülern in der Yogastunde sagt, sie sollen nun in den Herabschauenden Hund kommen, mag sich das für Neulinge vielleicht seltsam anhören. Aber hinter jedem Asana steckt eine Geschichte oder eine ganz simple Erklärung für die Bewegung. Für viele wirkt es übrigens noch komischer, wenn der Lehrer die Namen der Asanas auf Sanskrit sagt. Gerade für Menschen, die in vielen verschiedenen Ländern Yoga üben, ist das jedoch sinnvoll. Denn nicht jeder weiß, wovon beim Frog Squat die Rede ist. Und kein Amerikaner, der nicht mindestens drei Jahre lang Deutschunterricht gehabt hat, würde die deutsche Lehrerin verstehen, die ihn in die Umgekehrte Winkelhaltung zu bringen versucht.

Zunächst einmal heißt Asana „Beziehung zur Erde". Es heißt auch „Sitz", und das ist vielleicht etwas verwirrend für uns moderne Yogis, schließlich haben die Asanas, die wir mehrheitlich im Westen üben, nicht immer so viel mit Sitzen zu tun. Doch ursprünglich, also vor ungefähr 2.000 Jahren, war Yoga vor allem das: Sitzen und Meditieren. Die Asanas, die es damals schon gab, hatten nicht etwa die gezielte Kräftigung des Körpers im Sinn. Vielmehr mobilisierten sie den Körper und die Wirbelsäule so, dass der Yogi länger im Meditationssitz bleiben konnte. Allerdings erkannten viele Yogis nach und nach, dass sich die Asanas positiv auf die allgemeine Konstitution und das Wohlbefinden auswirkten. Und so wurden sie weiterentwickelt. Das Yoga, das wir heute kennen, ist noch relativ jung, und viele der Asanas sind noch keine 100 Jahre alt.

Asana ist aber nicht nur die Haltung, die ich beim Sitzen einnehme, sondern bedeutet gleichzeitig den Sitz, auf den ich mich draufsetze. Ein Stuhl oder ein Kissen können also durchaus als Asana bezeichnet werden. Und nicht zuletzt meint Asana die eigene Haltung. Nicht nur die Sitzhaltung, sondern auch die innere Haltung, die wir zum Leben oder zu anderen Menschen haben. Selbstverständlich bedeutet Asana aber auch die Körperhaltung, die wir einnehmen, wenn wir Yoga machen. Und wie die Beziehung zur Erde immer stabil und leicht sein sollte, sollte dies auch die Ausrichtung des Körpers in den Yogapositionen sein. Zunächst einmal müssen wir deshalb darauf achten, dass das Fundament stimmt und wir atmen können. Dann können wir unsere Körperteile in verschiedene Positionen bringen.

Wie bei allen anderen Bewegungsformen auch, sind einheitliche Bezeichnungen sinnvoll. So weiß jeder nach einer Weile, was der Yogalehrer meint, wenn er von Krieger 2 spricht. Viele Namen erklären zudem bereits die Haltung. Beispielsweise Utthita Hasta Padangusthasana. Wie bitte? Das sagt einem Europäer, der noch nie etwas mit Sanskrit zu tun hatte, verständlicherweise zunächst einmal gar nichts. Hier kommt eine Übersetzung: „Utthita" heißt gestreckt, „Hasta" ist die Hand, „Pada" der Fuß, „Angusta" der große Zeh. Es bedeutet also in der Tat nichts anderes als „Ausgestreckte Hand greift großen Zeh". Das gesamte Körpergewicht ist dabei auf ein Bein verlagert. Zunächst streckt der Yogi ein Bein nach vorne aus. Das Standbein bleibt dabei aktiv gestreckt, der Rücken ist aufrecht, die Bauchmuskeln sind aktiviert, und das Brustbein ist angehoben. Im aufrechten Stand greift der Yogi dann nach seinem Zeh. Klappt das gut, kann der Yogi langsam das gestreckte Bein zur Seite bewegen, so dass die Hüfte geöffnet wird. Das ist eine fortgeschrittene Übung, die Flexibilität voraussetzt. Ein anderes Beispiel für einen simplen Namen, der einfach nur die Haltung eines Asana erklärt, ist der berühmte Kopfstand. Auch auf Sanskrit heißt dieses Asana nämlich nichts anderes: Shirshasana. „Shirsha" heißt auf Sanskrit Kopf.

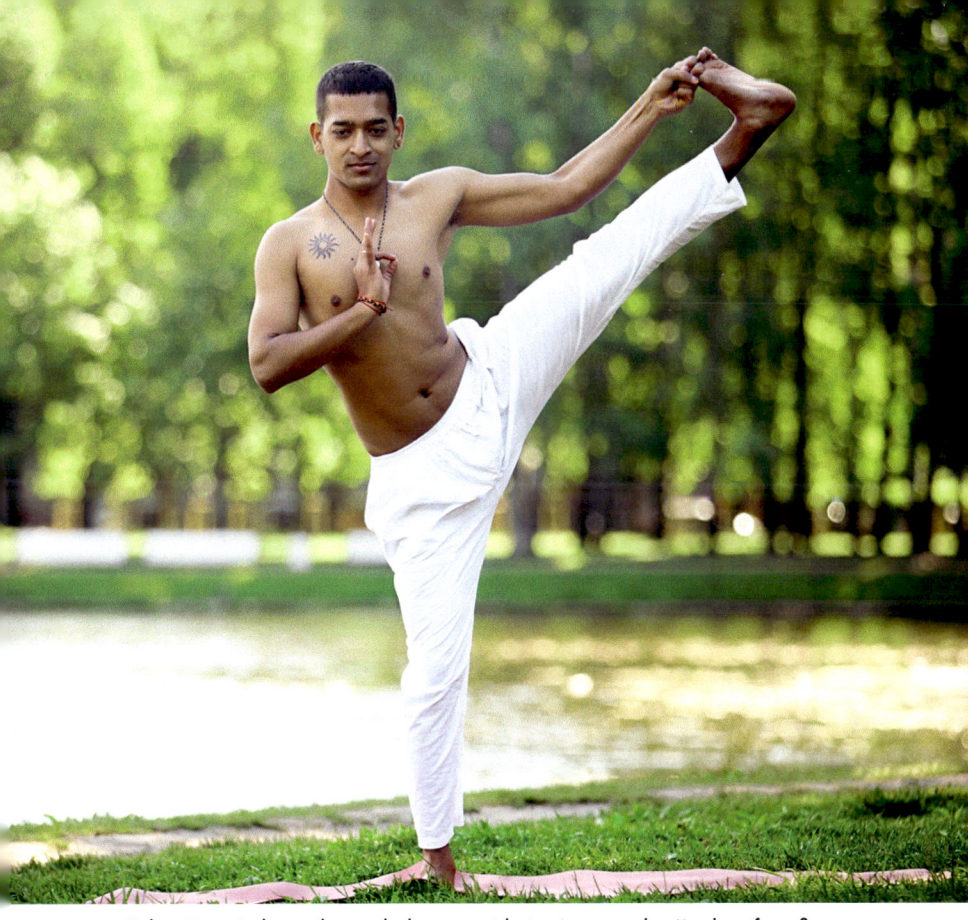

Utthita Hasta Padangusthasana bedeutet so viel wie „Ausgestreckte Hand greift großen Zeh". Eigentlich ganz logisch, oder?

Wer sich mit den Namen der Asanas genauer auseinandersetzt, der findet zu fast jedem eine Geschichte über eine Gottheit, einen Weisen oder ein heiliges Tier – genauso wie wir es aus den Volksmärchen oder den griechischen Sagen kennen. Beispielsweise in dem wirklich süßen Buch *Als Vishnu eine Lotosblüte gebar* von Alanna Kaivalya und Arjuna van der Kooij, das kurz erklärt, warum Asanas heißen, wie sie heißen. Aber selbst Alanna sagt: Die Geschichten und Mythen zu den Asanas sind gar nicht so alt, wie man glaubt. Weil eben die Asanas auch noch nicht so alt sind.

Es gibt zwei Bücher, die das eindrucksvoll beschreiben: *Yoga Body: The Origins of Modern Posture Practice* von Religionswissenschaftler Mark Singleton und *Yoga Makaranda* von Sri Tirumalai Krishnamacharya. Auch bekannte indische Yoga-Gurus wie

Krishnamacharya haben Yoga den Bedürfnissen der Zeit angepasst. Krishnamacharya war dabei einer der einflussreichsten Yogalehrer des 20. Jahrhunderts. Er ist der Mann, der Yoga zu dem gemacht hat, was es heute in der westlichen Welt ist. Ich bin ihm dankbar für seine Lehren und alle Asanas, die er erfunden hat. Er war auch der erste indische Lehrer, der einen Mann aus dem Westen unterrichtete, und ihm ist es auch zu verdanken, dass Frauen überhaupt Yoga unterrichten dürfen. Zum Yoga, das ihn schon als Kind faszinierte, kam er über seinen Vater. Irgendwann hörte er von Ramamohan Brahmachari, einem Yogi, der in Tibet lebte. 1915 reiste er in den Himalaya, um Brahmachari zu bitten, ihn zu unterrichten. Der alte Yogi war einverstanden. Er lehrte Krishnamacharya das Ashtanga-Yogasystem.

Krishnamacharya blieb siebeneinhalb Jahre in Tibet, lebte in einfachen Verhältnissen mit seinem Guru und dessen Familie und zog 1924 nach Mysore im Süden Indiens. Das Yogasystem, das er in Tibet gelernt hatte, gab er ab 1933 zuerst in Mysore, später in Madras an viele indische und westliche Schüler weiter. Zu den Bekanntesten zählen sein Sohn T. K. V. Desikachar, Sri K. Pattabhi Jois, Indra Devi, und sein Schwager B. K. S. Iyengar.

In Mysore arbeitete er aber zunächst als Lehrer für indische Philosophie, bis er 1931 der Einladung der Maharadscha-Familie von Mysore folgte, am Hof Sanskrit und Yoga zu unterrichten. Schon zu dieser Zeit legte er seinen Schwerpunkt auf die heilende Wirkung des Yoga. Er hatte aber auch die Aufgabe, die jungen Männer am Hof stark und widerstandsfähig zu machen. Es ging Krishnamacharya also keineswegs nur um Entspannung, sondern bewusst auch um die gezielte Kräftigung des Körpers. Deshalb baute er u. a. Kampfkunsttechniken in seine Asanas ein. Auf diese Weise entwickelten sich viele neue Asanas, sozusagen das Yoga, das wir heute mehrheitlich betreiben. Auch heute noch tauchen ständig neue Yogaposen auf. Sie heißen zum Beispiel Flugzeug oder Stern.

Immer wieder gibt es neue Yogahaltungen

Dass die Asanas nicht alle steinalt sind, heißt aber nicht, dass sie weniger kraftvoll sind oder etwas von ihrer Magie verlieren. Im Gegenteil. Wenn wir ehrlich sind, sind doch die wenigsten von uns in der Lage, sich stundenlang in einen Meditationssitz zu begeben. Die meisten fühlen sich viel besser, wenn sie eine Körperübung ausführen können, statt auf dem Boden sitzend zu versuchen, an nichts zu denken. An nichts zu denken, klappt in anspruchsvollen Yogahaltungen für die meisten von uns bedeutend besser. Und so bleibt da trotzdem immer noch ein Unterschied zwischen Yoga und Kunstturnen, Aerobic oder Akrobatik. Weil es beim Kunstturnen, beim Aerobic oder in der Akrobatik eben nicht darum geht, unseren Körper bewusst ins Gleichgewicht zu bringen, unser Stresslevel zu reduzieren oder unser Bewusstsein zu schulen. Und deswegen spielt es ehrlich gesagt keine Rolle, wie alt Asanas sind und wer sie erfunden hat, solange sie sich positiv auf unseren Körper auswirken und uns weiterhelfen.

Eine sehr wichtige Position ist die Bergstellung. Für mich geht keine Yogastunde ohne dieses Asana. Die Stellung heißt Tadasana auf Sanskrit. Was hier vielleicht schon auffällt: Der Begriff „Asana" ist in allen Yogaposen auf Sanskrit enthalten. Macht also schon mal Sinn. Zurück aber zum Berg, also Tadasana. „Tada" heißt Berg, den Rest haben wir jetzt ja schon verstanden. Aber worum geht es in der Bergposition? Viele denken, das sei eine langweilige Anfängerhaltung. Ist es aber nicht. Es gibt jede Menge zu beachten in dieser Stellung, und ich frage mich oft noch: Mache ich jetzt gerade alles richtig? Ziehe ich die Schultern auch nicht hoch, und spanne ich meine Bauchmuskulatur an? Ich finde, Tadasana ist eine der wichtigsten Stellungen überhaupt im Yoga, weil sie das Fundament für alle anderen Stellungen ist. Tadasana also in jedem Asana! Fortgeschrittene Schüler mögen diesen Satz schon hundertmal gehört haben, aber das zu verstehen, ist wirklich wichtig.

Das Fundament: die Bergstellung

Ich lasse meine Schüler in dieser Position üben, was es heißt, ein Körperbewusstsein zu empfinden und zu entwickeln. Zeigen die Zehen alle nach vorne, oder stehen meine Füße wie die von Charlie Chaplin? Alleine diese Beobachtung ist immer wieder interessant für mich. Wenn ich sage, stellt euch so hin, dass eure Zehenspitzen genau auf zwölf Uhr zeigen, gibt es immer noch Schüler, deren Zehen alles andere als geradeaus gerichtet sind. Und das Verrückte dabei ist: Die Schüler merken es nicht. Die Knie wären ihnen aber sehr dankbar, wenn sie sich korrekt hinstellen würden, und deswegen ist die Sache mit dem Körperbewusstsein auch so wichtig.

Es gibt diese amerikanische Serie, sie heißt *I Didn't Know I Was Pregnant* („Ich war schwanger und wusste es nicht"). Es ist eine ziemlich schockierende Serie, fast so schockierend wie das Dschungelcamp oder Ähnliches, eine Show, bei der man gerne wegschauen würde, es aber nicht kann. Nur mit dem Unterschied, dass es in diesem Fall keine Gewinner gibt und keine 100.000 Euro für den Sieger. Meistens junge und etwas korpulente Mädchen berichten in dieser Sendung von ihrer unbemerkten Schwangerschaft. Natürlich, diese Frauen haben ein Problem. Sie leiden an einem hormonellen Ungleichgewicht, das verschiedene Ursachen haben kann, manchmal auch stressbedingt ist. Andere sind einfach so sehr davon überzeugt, nicht schwanger werden zu können, dass sie die Tatsache verdrängen. Für mich ist so etwas wie eine unbemerkte Schwangerschaft ein Alarmzeichen, sozusagen der Höhepunkt des fehlenden Körperbewusstseins, weil ich selbst weiß, wie sehr der Körper sich in einer Schwangerschaft verändert. Damit meine ich nicht einmal, dass man zunimmt, sondern ich meine all die kleinen und die größeren Veränderungen in unserem Körper und unserer Psyche, die eine Schwangerschaft automatisch mit sich bringt.

Fehlendes Körperbewusstsein

Zurück aber nun zur Bergstellung, die deswegen Bergstellung heißt, weil wir dabei fest verwurzelt wie ein Berg stehen sollen. Wer Berge kennt, der weiß, wie viel Macht und Kraft sie ausstrahlen. Und so sollen wir in dieser Position stehen. Das fängt bei den Füßen und den Beinen an. Die Füße zeigen beide geradeaus. Alle vier Ecken unserer Füße sind fest im Boden verankert, ebenso die Zehen. Die Beine haben keine leichte Aufgabe: Die Oberschenkel und die Schienbeine sind leicht nach innen gedreht, während die inneren Knöchel eher nach hinten ausgerichtet sind und die äußeren Knöchel nach unten. Das Becken ist neutral – und das ist gar nicht so einfach. Beim Yoga arbeitet die untere Bauchmuskulatur bereits in einer Stellung wie Tadasana: Der Bauchnabel wird ein- und hochgezogen. Die vorderen Rippen sind zusammengezogen, der mittlere Rücken ist breit. Die Wirbelsäule ist entspannt, die Schulterblätter bewegen sich Richtung

Wirbelsäule und pressen sich in den Körper. Die Schultern dürfen also nicht hochgezogen werden – das machen viele automatisch, wenn sie in Tadasana stehen, und sind dann verkrampft. Der Kopf ist gerade, die Arme und Finger sind gestreckt, die Handflächen zeigen nach innen. Wer eine Minute lang in dieser Haltung verbleibt, spürt, dass das gar nicht so einfach ist.

Es gibt zwei ganz typische Fehler, die viele Schüler in dieser Stellung machen. Zum einen sieht man häufig ein zu extrem nach unten und vorne oder nach hinten geschobenes Becken, zum anderen einen zu weit nach vorne gepressten Brustkorb. Beides passiert, um fehlende Muskelkraft zu kompensieren. Das Problem dabei ist, dass diese Angewohnheiten zu einem weiteren Ungleichgewicht im Körper führen können. So kann ein falsch gestelltes Becken beispielsweise die Position der Beckenbodenmuskulatur verändern.

Es ist wichtig, dass die Schüler spüren, wenn sie richtig in Tadasana stehen. Wie fühlt sich mein Bauch an, wenn die Muskulatur angespannt ist? Wie fühlen sich meine Beine an, wie meine Schultern, wenn sie relaxt sind und nicht bis zu den Ohren nach oben gezogen? Das Schöne an Tadasana ist: Alles, was wir in dieser Stellung mit unserem Körper machen, müssen wir eigentlich in jeder Yogaposition beachten. Das schützt uns beim Yoga vor Verletzungen. Und deswegen: Tadasana in jedem Asana. Warum der Berg Berg heißt, ist also logisch. Wenn wir in allen Yogaposen so fest und sicher stehen würden wie in der Bergstellung, dann wäre das schon mal ziemlich klasse.

Zwei Aspekte sind nämlich bei allen Asanas ganz wichtig: Stabilität und Wohlbefinden. Das ist auch der Grund, warum Yoga keine Schmerzen verursachen sollte. Und auch hier gibt es eine wichtige Unterscheidung: Jeder, der schon mal eine übersäuerte Muskulatur hatte, wird denken: Na ja, Stretching ist nicht gerade die angenehmste Angelegenheit dieser Welt. Aber es gibt einen Unterschied zwischen dem Gefühl, wenn ich meine steife Muskulatur dehne, oder **Dehnung ja, Schmerzen nein** wenn ich richtige Schmerzen habe, weil etwas nicht in Ordnung ist. Wann immer Letzteres der Fall ist, sollte man den Lehrer nach einer Modifikation für die Stellung fragen. Vielleicht tut aber auch nur etwas weh, weil ich die Bewegung falsch ausführe. Manchmal reicht ein kleiner Hinweis vom Lehrer, dass der Schüler seine Haltung minimal verändert und schon ein besseres Gefühl dabei hat.

Viele Asanas tragen Namen aus der Natur. Denn Yoga soll uns an die Natur erinnern. Außerdem können wir von der Natur viel lernen. Wenn wir nur immer so sicher auf unseren Beinen stehen könnten wie besagter Berg ... Der Herabschauende Hund (auf Sanskrit: Adho Mukha Svanasana) hat seinen Namen von einem Hund, der sich streckt. Damit macht der Hund

Namen aus der Natur

ja auch nichts anderes, als seine Muskeln zu dehnen. Und er macht das übrigens häufig nach dem Schlafen, weil es ganz normal ist, dass unsere Faszien danach erst einmal gedehnt werden müssen. Lustigerweise muss man dem Hund das nicht vorher erklären, er liest keine Abhandlungen über Faszien und studiert auch nicht Sportwissenschaften – er weiß es einfach. Ob Fisch, Kobra oder Pfau – die Namen sind immer von der Form der jeweiligen Tiere abgeschaut.

Es gibt aber auch weniger harmonisch klingende Namen wie beispielsweise Krieger. Yoga ist nicht immer süß und nett. Die Serie der Kriegerstellungen beinhaltet drei verschiedene Variationen. Alle drei sind kräftigende und durchaus anstrengende stehende Haltungen. Die erste ist nach vorne orientiert mit den Armen über dem Kopf. Die zweite ist zur Seite orientiert, die Arme zeigen gestreckt in entgegengesetzte Richtung. Die dritte ist wieder nach vorne orientiert, allerdings wird der Körper dabei auf einem Bein balanciert. Alle drei Posen sollen die Kraft und Furchtlosigkeit eines Kriegers demonstrieren.

Es gibt zu diesen Haltungen eine Sage über Shiva, einen der wichtigsten Götter des Hinduismus. Darin heißt es, dass Shiva bei einem Opferfest, das sein Schwiegervater ausrichtete, absichtlich ausgeschlossen wurde. Schwiegervater Daksha war nie ein großer Fan Shivas gewesen und nicht besonders glücklich über die Verbindung seiner hübschen Tochter Sati mit Shiva. Sati wiederum war sehr unglücklich darüber, dass ihr Vater offenbar immer noch nicht akzeptierte, dass sie die Liebe ihres Lebens gefunden hatte. Während sie auf der Feier immer wütender auf ihren Vater wurde, spürte Shiva, dass irgendwas los war mit seiner wunderbaren Frau.

Ihre Wut und Trauer machten ihn traurig und zornig zugleich, und so erschien er in Form eines Kriegers (Sanskrit: Virabhadra) mitten auf der rauschenden Party.

Und dann wird es richtig böse. Um sich an dem Gastgeber wegen seiner offensichtlichen Missachtung zu rächen, köpft Shiva seinen Schwiegervater. Natürlich geht am Ende alles gut aus, denn Sati ist erschrocken über die Gewalttätigkeit ihres Liebsten und in Trauer über ihren Vater, und das will der gute Shiva natürlich auch nicht. Also zaubert er kurzerhand wieder einen Kopf an seinen Schwiegervater. Es ist zwar nur ein Ziegenkopf – aber was soll's. Auch in den Sagen gibt's ja nicht alles umsonst. Daksha ist glücklich, dass Shiva ihn leben lässt, und gibt wieder eine Feier. Diesmal macht er Shiva und Sati zu seinen Ehrengästen.

Was eigentlich schön ist an dieser Geschichte: Sogar die Götter bauen manchmal Mist. Hätte Shiva wirklich so heftig reagieren müssen? Die Antwort ist natürlich nein, aber die Geschichte zeigt auch, dass es nicht einfach ist, richtig zu handeln. Für niemanden. Alanna Kaivalya schreibt: „Was wir daraus lernen können: Ein Krieger zu sein, ist nicht leicht. Aber auch wenn wir irren, haben wir immer die Möglichkeit, einen Schritt nach vorne zu gehen und das Beste daraus zu machen." So also die Geschichte zu den Krieger-Positionen. Die Götter aus der Mythologie gelten aber auch einfach als Symbole. Jeder von ihnen hat gewisse Eigenschaften, die einem als Vorbild oder zur Motivation dienen können. So verkörpert Shiva beispielsweise einerseits tatsächlich Zerstörung, aber er steht auch dafür, gnädig zu sein und das schlechte Karma seiner Verehrer zu tilgen. Ganesha steht für Wonne und Weisheit. Er ist eine besonders beliebte Gottheit, vielleicht auch, weil er immer mit dickem Bauch dargestellt wird und angeblich eine Schwäche für Süßes hat. Ganesha ist außerdem der Zerstörer von Eitelkeit, Selbstsüchtigkeit und Stolz. Vishnu verkörpert das Prinzip der Welterhaltung. Er wendet das Böse ab und soll die Ordnung wieder herstellen. Und so weiter …

Für mich haben die Kriegerposen noch eine weitere Bedeutung. Sie heißen ja auch in der deutschen Übersetzung oft Heldenhaltungen. Was wir von den Kriegern lernen können, ist beispiels-

Auch die Götter bauen Mist

weise Furchtlosigkeit. Angst hindert uns häufig daran, unsere Träume zu verwirklichen. Sheryl Sandberg, die Geschäftsführerin von Facebook, hat kurz nach ihrem Amtsantritt ein Poster in dem Unternehmen an die Wand gehängt. Es ist rot, und in großen Buchstaben steht darauf: „Was würdest du tun, wenn du keine Angst hättest?" Das ist das Beste, was ich je von Facebook gelernt habe. Zu reisen, einen neuen Job anzugehen, ein besonderes Projekt, eine Familie zu gründen, einem Freund etwas Schönes zu sagen – es ist meistens, die Angst, die uns davon abhält, all dies zu verwirklichen. Die Kriegerpositionen beim Yoga erinnern mich daran, wie befreiend Furchtlosigkeit sein kann. Wer eine Weile in einer Kriegerhaltung steht, spürt, wie anstrengend das ist. Die Muskulatur arbeitet hart, Schultern, Bauchmuskeln, Beine, Knöchel und Arme werden gestärkt. Diese Übung schult Balance und Standfestigkeit und trägt deswegen zu Recht ihren Namen – wie die meisten anderen Yogaposen auch, wenn man sie einmal genauer betrachtet. Aber jetzt zum Aufwärmen „nun schnell Sonnengruß" ...

Kapitel 9

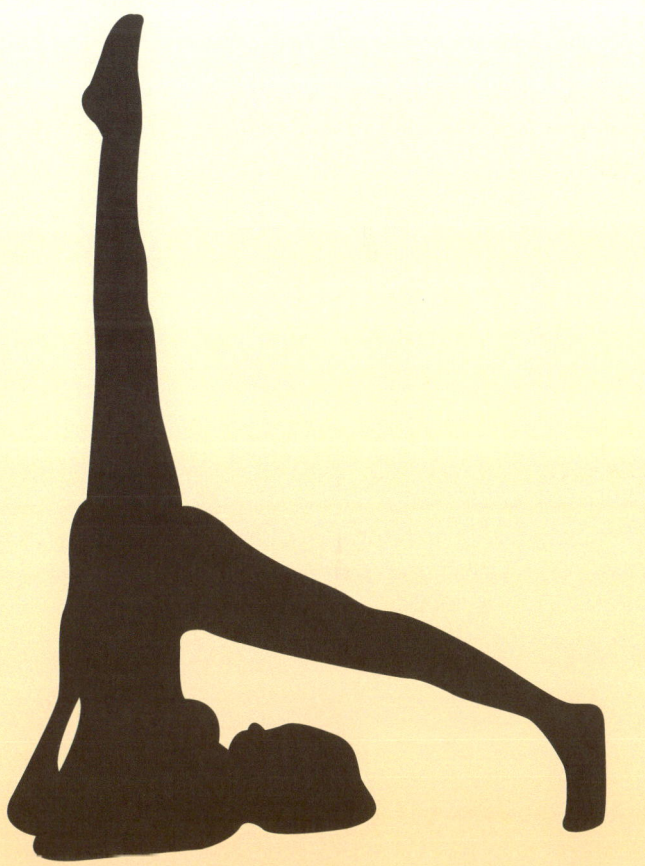

ECHTES YOGA, SCHLECHTES YOGA

*Klischee: Das Yoga, das wir heute machen,
ist kein richtiges Yoga.*

*Es gibt kein richtiges und kein falsches Yoga.
Warum auch Yoga 2.0 okay ist.*

Tara Stiles ist das ehemalige Model, das von der *New York Times*
als Yoga-Rebellin bezeichnet wird. Für die Luxushotelkette „W
Hotels" nahm sie für eine Promotion-Aktion in einem Glaswagen
Yogahaltungen ein und wurde dabei durch New York gefahren.
Tara Stiles war Balletttänzerin, und deswegen sieht es besonders
grazil aus, wenn sie sich in Asanas begibt. Sie hat lange Beine,
schöne Füße. Sie ist immer noch so dünn, wie man es von Ballett-
tänzerinnen gewöhnt ist. Auf Fotos wirkt sie sexy, aber nie billig.
Zusammen mit ihrem Mann hat sie das Label Strala gegründet.
Sie hat Millionen Follower auf Facebook und YouTube, und in
ihr New Yorker Yogastudio kommen Leute wie Jane Fonda oder
Deepak Chopra, aber vor allem auch solche wie du und ich. Sie
sagt: „Die Leute brauchen Yoga, aber keinen weiteren religiösen

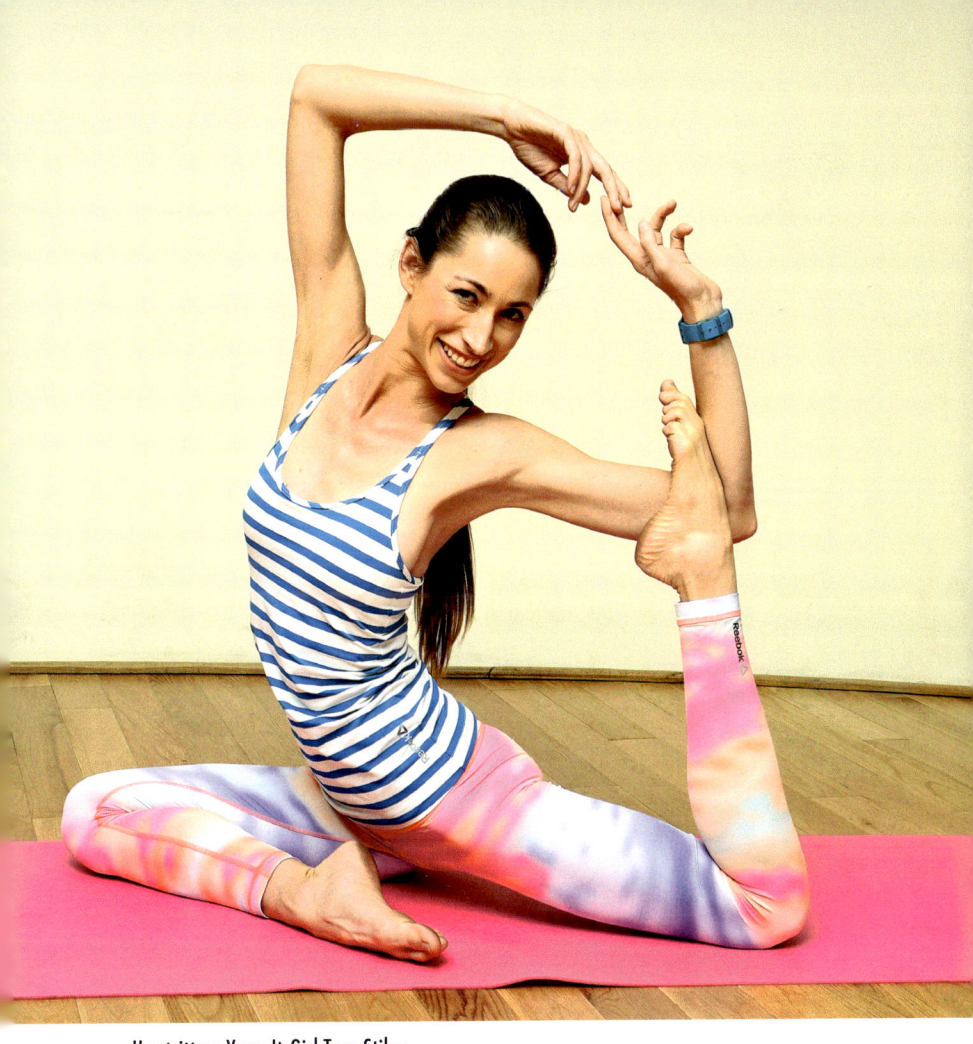

Umstritten: Yoga-It-Girl Tara Stiles.

Anführer." Sie unterrichtet auf Englisch. Kein Sanskrit. Kein Om. Kein Gesang. Das ist ihre Yogaphilosophie. Für all das erntet sie viel Kritik von den Yogapuristen. Reine Selbstdarstellung, sagen viele. Dabei macht Tara Stiles nichts anderes als Yoga für diejenigen zugänglich, die mit Spiritualität und Esoterik nichts am Hut haben.

Ja, Tara Stiles hat auch Bücher geschrieben, die heißen *Slim Calm Sexy Yoga* oder *Wie Yoga heilt*, und das ist ja alles nicht so einfach, wie es auf dem Buchcover aussieht. Mit Yoga nimmt man nur ab, wenn man seinen Lebensstil ändert. Was manchmal automatisch passiert. Die Menschen, die in ihrer Mittagspause gerade eine Stunde Yoga gemacht haben, überlegen sich natürlich zweimal, ob sie sich anschließend zum Mittagessen eine Pizza oder einen Salat holen. Diejenigen, die sich für den Salat entscheiden, nehmen wahrscheinlich eher ab. Aber das liegt nicht daran, dass sie plötzlich Asanas üben. Ein paar Asanas verbrennen keine Pizza. Trotzdem: Viele Freundinnen von mir sind zum Yoga gekommen wegen Tara Stiles. Sie schauen sich ihre Videos an und haben das Gefühl, Tara Stiles biete das Yoga an, das ihnen Spaß mache. Und das ist gut so.

Hilaria Baldwin, die Ehefrau von Schauspieler Alec, ist auch Yogalehrerin. Sie postete eine Weile jeden Tag ein Bild von sich in einer Yogastellung, immer an einem anderen Ort. Einmal ließ sie sich in der Küche ablichten. Sie lag auf dem Herd und hielt ihren Kopf dabei in eine Pfanne. Die Yogaposition, die sie einnahm, war der Fisch, Matsyasana, eine Übung im Liegen, bei der die Hände unter dem Gesäß ruhen und der Brustkorb angehoben ist. Der Kopf wird dabei nach hinten gelegt. Das Körpergewicht wird hauptsächlich von den Händen und den Ellenbogen getragen und nicht vom Kopf. Eine Frau in einer Yogapose in einer Bratpfanne! Da war das Geschrei groß. Hilaria Baldwin ist ähnlich attraktiv wie Tara Stiles, und die Frage ist natürlich, warum fühlt sich jemand auf den Schlips getreten, wenn er so ein Bild sieht? Weil bei ihm oder ihr *Slim Calm Sexy Yoga* nicht funktioniert hat oder weil niemand sich in Yogaposen fotografieren lassen darf? Das ist eine Frage, die in der Yogawelt permanent diskutiert wird. Aber was gibt es da zu diskutieren? Du siehst einen Menschen mit einem schönen Körper in einer Yogahaltung an einem besonderen Ort auf dieser Welt. Was soll daran schlimm sein? Willkommen im 21. Jahrhundert! Hallo?!?

Heutzutage kommt man an keiner Sehenswürdigkeit vorbei, ohne Menschen mit einem Selfie-Stick zu begegnen, und da regen sich die Leute über Yogalehrer auf, die sich fotografieren lassen? Bitte?!? Diese Lehrer posieren nie anrüchig oder sexistisch. Was soll daran bitte schön schlimm sein? Wem tut das weh? Denjenigen, die eine solche Pose nicht einnehmen können? Aber schaue ich mir deswegen im Fernsehen die Fußball-Weltmeisterschaften nicht an, weil ich nicht so gut Fußball spielen kann wie Cristiano

Ronaldo (und weil es mir erst recht nicht gelingen würde, dass meine Frisur über die ganzen 90 Minuten so gut sitzt)? Yoga ist kein Wettbewerb, aber das heißt doch trotzdem nicht, dass ich die Augen verschließen muss, wenn jemand es besonders gut macht. Wenn sich Iyengar dabei ablichten ließ, wie er sich in den Kopfstand begab, den er so perfekt beherrschte wie kaum jemand, hat sich niemand aufgeregt. Vielleicht, weil er einen kleinen Kugelbauch hatte?

Unsere Gesellschaft hat sich gewaltig verändert. Ja, heute laufen Jugendliche mit einem Selfie-Stick herum, und auch ich teile die Meinung meiner Schwägerin, die sagt, ein Selfie-Stick erkläre so ziemlich alles, was in unserer Welt heute verkehrt läuft. Trotzdem gibt es Schlimmeres als das. Man gewöhnt sich eben an alles. Heute posten meine fast 40-jährigen Freunde auf Facebook ja auch, was sie zum Abendessen gekocht haben. Man fragt sich dann, wozu dieses Publikum auf Facebook nötig ist, der Applaus, den es in Form von „Gefällt-mir"-Klicks gibt, oder ob es wirklich eine moderne Art der Freundschaftspflege ist, auf einem Foto mitzuteilen, was man zu Abend gegessen hat. Fast jeder Mensch stellt heutzutage Bilder von seinen süßen Kindern ins Netz, ohne darüber nachzudenken, dass auch diese eine Privatsphäre haben und dass Bilder, die einmal bei Facebook gepostet wurden, rechtlich Facebook gehören. Das ist eine erschreckende Entwicklung, wie ich finde, aber so ist unsere Gesellschaft. Die heutigen Teenager wachsen damit auf, dass es normal ist, alles Mögliche öffentlich zur Schau zu stellen. Für diese Generation ist das nicht einmal seltsam. Und darum machen Yogalehrer heute Werbung auf Facebook oder Instagram. Die Bilder sind ihre Art, Kunden zu gewinnen, statt einfach nur Flyer im Ökocafé nebenan aufzuhängen. Die Reichweite ist eben auch etwas größer …

Werbung auf Facebook statt Flyer im Ökocafé

Es ist kein Geheimnis, dass große Yoga-Gurus wie Krishnamacharya in jungen Jahren ihre Schüler mit Prügel und einer harten Hand unterrichteten. Es ist bekannt, dass Krishnamacharya Choleriker war. Derjenige Guru, der Ahimsa, also Gewaltlosigkeit, tatsächlich verkörperte, war hingegen Mahatma Gandhi. Auch Iyengar war ein strenger Lehrer. In dem Dokumentarfilm *Der atmende Gott* über die Ursprünge des modernen Yogas gibt es eine Szene, in der er einen Schüler züchtigt, weil der die Matte falsch hingelegt hat. Darüber regt sich niemand auf in der Yogawelt. Aber Fotos in Yogaposen am Strand, eine junge Frau in einem Glaswagen in New York, die Schauspieler-Gattin in ihrem Apartment im Kopfstand – nein, das geht zu weit! Ich nenne dieses Yoga „Yoga 2.0" und finde es in Ordnung. Weil wir verdammt noch mal im 21. Jahrhundert leben und zum Glück nicht in einem einsamen abgeschiedenen Ort im Himalaya. Wir leben nicht in Tempeln, und unser Tagesablauf ist nicht so strukturiert, dass Zeit bliebe, acht Stunden am Stück zu meditieren. Wenn wir stattdessen für eine Stunde zum Yoga gehen, ist das doch prima. Wenn jemand dann auch noch auf die Idee kommt, sich ein wenig mit Meditation zu beschäftigen, umso besser. Wenn er es aber bleiben lassen will, ist das auch vollkommen in Ordnung.

Es ist gut, dass Yoga sich in der westlichen Welt zu dem entwickelt hat, was es ist. Weil es viele Menschen gesünder macht. Und es spielt keine Rolle, wie das Yoga heißt, das sie betreiben.

**Die Taube (Kapotasana) auf dem Stand-up-Paddle-Board:
Ist das jetzt richtiges oder falsches Yoga?**

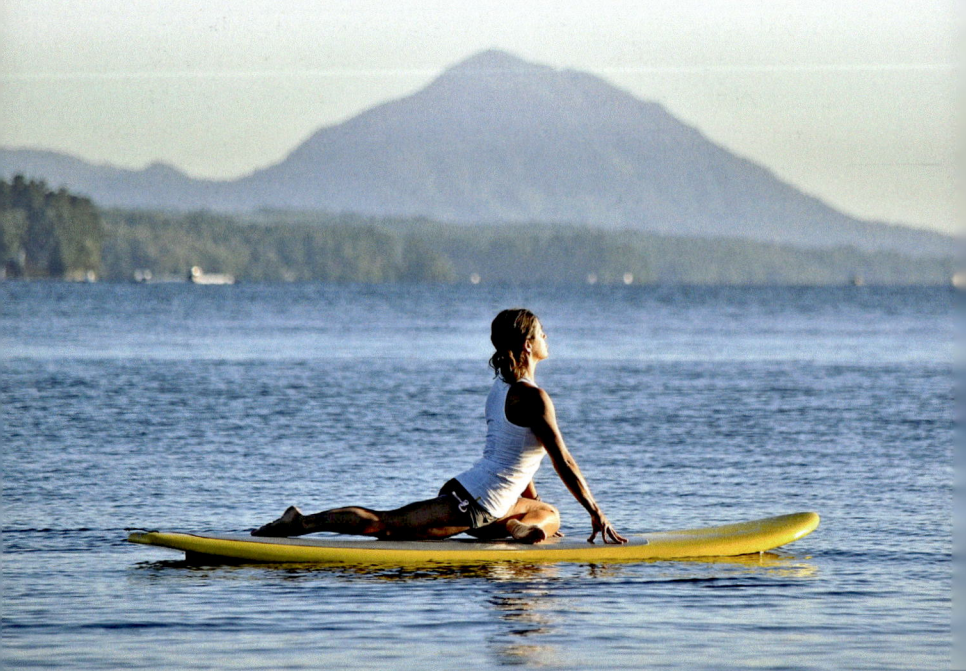

Es gibt kein echtes und kein falsches Yoga. Meine schönste Yoga-stunde habe ich auf dem Pazifik erlebt. Auf einem Stand-up-Paddle-Board. Wir machten Yoga auf einer Art Surfbrett, es war wackelig, und wenn ich die Augen schloss, hörte ich nur das sanfte Plätschern der Wellen, manchmal das Kreischen einer Möwe. Ich fühlte die Wellenbewegungen unter meinem Körper, und wenn ich beim Yoga mal eins mit der Natur war, dann in dieser Situation. Ich hatte Glücksgefühle. Erleuchtung? Nee, das klappt ja nur in einem spartanischen Raum mit Räucherstäbchen. Echt? Ich finde, Räucherstäbchen sind was Grauenvolles. Die benebeln meinen Geist. Ein Stand-up-Paddle-Board auf dem Wasser benebelt gar nichts. Ich bin also sehr froh und dankbar dafür, dass jemand auf die Idee gekommen ist, Yoga und Stand-up-Paddle-Board miteinander zu verbinden.

Und wenn gerade kein Wasser in der Nähe ist, gibt es heutzu-tage zum Glück die wunderbare Erfindung des Indo Boards, eines zirka 1,80 Meter langen Bretts, unter das man kleine Luftkissen schiebt, die die Wellenbewegungen des Wassers simulieren. Das Indo Board finde ich deswegen so praktisch, weil es gerade bei unbeweglichen Schülern eine massive Verbesserung der Flexibi-lität der rückseitigen Oberschenkelmuskulatur und in der Schulter bewirken kann. Die Möglichkeit, sich beispielsweise in Positionen wie dem Sprinter oder Vorwärtsbeugen an etwas festzuhalten – nämlich am Boardrand – und dabei aktiv zu spüren, wie man die Schulterblätter nach hinten und unten schiebt, hilft den Übenden enorm. Und so gibt es viele Beispiele.

Ich finde es toll, dass in Los Angeles Bryan Kest nach vielen Jahren Training in Hawaii und Mysore mit Poweryoga seinen eigenen Stil entwickelt hat. Ich bin froh, dass Christopher Harrison, ein Akrobatiklehrer, seinen Athleten nur eine Möglichkeit bieten wollte, sich zwischen ihren Vor-stellungen fit zu halten. Er kombinierte Yoga mit dem Arbeitsgerät der Akrobaten, einem Tuch, das an der Decke hängt, und jetzt gibt es in jeder halbwegs größeren Stadt Anti-Gravity-Yoga. Ich finde es witzig, dass die amerikanische private Yoga-Kette CorePower Yogaklassen anbietet, die „Yoga Sculpt" heißen. Dabei werden Yogaelemente mit Kurzhanteln

Yoga mit Kurzhanteln

verbunden. Anschließend schwitzen alle wie die Irren. Ich habe Schüler selten so glückselig in Savasana erlebt, der Ruhestellung auf dem Rücken, die üblicherweise nach jeder Yogastunde praktiziert wird und vielen schwerfällt, weil sie sich wirklich auf sich selbst einlassen müssen. Mehrere Minuten ruhig liegen zu bleiben, ohne dass etwas Spannendes passiert – es scheint, als sei das eine der größten Herausforderungen unserer Zeit. Doch nach einer Stunde Yoga Sculpt liegen sie alle da wie platt gemacht und sind froh, dass sie sich ausruhen dürfen.

Für mich persönlich ist Yoga Sculpt kein Ersatz für Yoga. Es ist eine von vielen Ausprägungen, die Yoga in der Neuzeit entwickelt hat. Während der letzten Wochen meiner Schwangerschaft habe ich mit Agnieszka Bera in Kopenhagen Schwangerschaftsyoga gemacht. Sie hat viele Pilatesübungen eingebaut, die meine Beckenbodenmuskulatur auf die bevorstehende Geburt vorbereiten sollten. Das waren tolle Stunden, die ich nicht missen möchte, weil ich dadurch wirklich ruhig geworden bin und Entspannung finden konnte. War das jetzt richtiges oder falsches Yoga? In Los Angeles gibt es YAS, eine Kombination aus Spinning-Stunden und Yoga. Diese Kurse sind unglaublich erfolgreich. Die Leute verausgaben sich eine halbe Stunde lang auf dem Fahrrad und rollen danach die Yogamatten aus. Ist das schlechtes Yoga? Ich finde nicht. Es bringt Menschen zum Yoga, die ohne den Spinning-Part keinen Zugang dazu finden würden. Ein Bekannter von mir lässt seine Schüler in seinen Yin-Yoga-Stunden zu Beginn zehn Minuten lang mit Faszienrollen arbeiten. „Freies Rollen", nennt er das. Ich liebe diese Art von Einstieg. Aber die Tatsache, dass er mit Faszienrollen arbeitet, ist das noch echtes Yoga?

Faszienrollen im Yogakurs?

Wir sollten lernen, darauf zu hören, was uns guttut. Dann spielt es keine Rolle, welcher Yogastil uns gefällt. Im Weißen Haus in Washington gibt es seit über 100 Jahren die Tradition, Kinder am Ostermontag zum Ostereierrollen einzuladen. Zusätzlich gibt es immer auch noch andere Spiele für die ganze Familie. Seit Michelle und Barack Obama zur jährlichen White House Easter Egg Roll in den Garten des Weißen Hauses laden, ist auch Yoga Bestandteil des Events. Rund 30.000 Familien haben schon

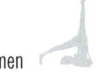

zusammen mit Michelle Obama Yoga gemacht. Gleichzeitig gibt es in den USA Festivals in der Black Rock Desert von Nevada oder in den Bergen von New Mexico, wo Yoga nicht so viel mit Familienspaß zu tun hat, sondern als geistliches Ritual gefeiert wird. Dort wollen die Teilnehmer durch bestimmte Riten eine höhere Bewusstseinsebene erreichen. Was davon ist nun richtiges Yoga? Also wenn ich mich entscheiden müsste, würde ich viel lieber mit Michelle Obama und 10.000 Kindern Yoga machen.

Immer wenn etwas sehr populär wird, besteht die Gefahr der Kommerzialisierung. Auf einmal sehen unheimlich viele Menschen einen Markt in Yoga und wollen damit Geld verdienen. Aber selbst das hat seine guten Seiten. Es ist eigentlich bemerkenswert, dass eine philosophische Lehre aus Südasien, die wir noch vor etwa 30 Jahren höchstens mit dürren Hippies mit einem Hang zum Spirituellen in Verbindung gebracht haben, heute fast zum guten Ton gehört. 1998 erschien Madonnas Album Ray of Light mit einer Reihe von Sanskrit-Versen und einem ganzen Song mit dem Namen „Shanti/Ashtangi". Madonna, damals gerade 40 Jahre alt geworden, erzählte überall, wie toll Yoga ist, und zeigte dabei ihre definierten Oberarme. Heute sitzen wir wie selbstverständlich nach Feierabend im Yogastudio und sagen zum Schluss „Namaste". Ich frage mich manchmal zwar auch, was sich die Inder wohl denken, wenn sie uns dabei zusehen, aber es ist doch eine unheimliche Bereicherung, dass wir Bestandteile aus verschiedenen Kulturen in unsere eigene einbauen.

> Madonna singt
> auf Sanskrit

Eine Freundin von mir hat es einmal mit Yoga versucht. Sie landete in einem Studio, in dem die Lehrerin vorher Räucherstäbchen und Kerzen aufgestellt hatte. Die Schüler saßen zusammen im Kreis und sangen. Meine Freundin war irritiert. Sie hatte etwas anderes erwartet, aber von nun an war das für sie Yoga. Damit war für sie auch klar, dass Yoga nicht ihre Welt ist. Wäre sie in einem anderen Studio gelandet, einem, in dem Esoterik nicht so viel Platz hat, in dem es keine Räucherstäbchen und keinen Gesang gibt, hätte sie Yoga vielleicht richtig klasse gefunden. Ich kann verstehen, dass die Erfahrung, die sie in ihrer ersten Yogastunde gemacht hat, einfach zu viel für sie war. An so einem Ort konnte sie nicht entspannen, weil sie sich fehl am Platz fühlte. Die

Räucherstäbchen hatten einen schrägen Duft in die Atmosphäre gezaubert, und sie hatte sich unter Yoga etwas anderes vorgestellt, als Mantras zu singen.

Das bedeutet aber nicht, dass jemand, der Zugang zu einem sehr westlichen Stil von Yoga findet, nicht auch irgendwann Gefallen daran finden kann, Mantras zu singen. Yoga ist eine Entwicklung. Wenn das Chanten von Mantras allerdings nie dazugehört, ist das auch nicht weiter tragisch. Es gibt Yogastudios, die ihre Stunden so aufbauen, dass sie die Teilnehmenden körperlich und mental trainieren, sie auch fordern. Es gibt Studios, deren Yoga bleibt alltagsnah. Ich finde es immer gut, wenn ein Lehrer authentisch ist. Ich kenne Lehrer, die sind sehr authentisch dabei, wenn sie vor einer Stunde ein Mantra singen. Ich kenne aber auch solche, die es nicht sind. Und dann sollten sie es besser lassen.

Ich habe bewusst sehr unterschiedliche Yoga-Ausbildungen absolviert. Zunächst habe ich eine Ausbildung gemacht, die sich in Richtung Poweryoga orientierte. Später machte ich noch eine Ausbildung im therapeutischen Yoga. Ich gebe offen zu, dass mir Letztere viel schwerer gefallen ist. Dabei war sie körperlich weit weniger anstrengend. Für mich ist beides Yoga. Ich mag das eine mehr als das andere, es entspricht eher meinem Naturell. Ich habe aber bewusst auch vieles ausprobiert, das mich erst mal nicht angesprochen hat. Und das ist gut so. Auf diese Weise gibt Yoga einem die Möglichkeit, Seiten an sich zu entdecken, die man vielleicht bislang noch nicht kannte. Ich liebe anspruchsvolle, körperbetonte Klassen, aber gerade deswegen suche ich mir manchmal das Gegenteil aus. Umgekehrt empfehle ich jenen, die sich eher zu den ruhigeren Stilen hingezogen fühlen, einmal eine Poweryoga-Klasse zu besuchen. Etwas Neues und Ungewohntes zu wagen, kann sehr erfrischend sein – oder zumindest eine neue Erfahrung.

Einmal landete ich bei einem Workshop. Die Lehrerin – wenn es nach ihr ginge, müsste ich sie vermutlich als Guru bezeichnen – hatte Kerzen angezündet, Rosen aufgestellt, und der Duft von Räucherstäbchen wehte durch den Raum. Sie sang mit uns und ehrte irgendwelche verstorbenen Yoga-Gurus, von denen ich bis dahin noch nichts gehört hatte. Ich kam mir ziemlich seltsam

Kerzen, Rosen und Räucherstäbchen

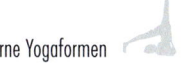

vor. Die Journalistin und Yogalehrerin Kristin Rübesamen hat in einem ihrer Bücher einmal geschrieben, wenn man nur lange genug Yoga betreibe, sei einem plötzlich gar nichts mehr peinlich. Ich habe mich jedenfalls nicht besonders wohlgefühlt.

Es ist häufiger vorgekommen, vor allem, wenn ich in einer neuen Stadt war oder irgendwo auf der Durchreise, dass ich in Kursen gelandet bin, für die ich lieber kein Geld ausgegeben hätte. Aber ich habe solche Kurse als Erfahrungswerte verbucht, ich bin froh, dass ich diese Erfahrungen machen durfte. Deswegen kann ich mir heute eine Meinung bilden, was für mich Yoga ist. Und wenn mir während meiner Zeit in Kalifornien Leute beim Small Talk auf Grillpartys gesagt haben, das Yoga, das ich mache, sei kein richtiges, weil es zu sportorientiert sei, musste ich die guten Gewissens nicht ernst nehmen. Ich finde, diejenigen, die behaupten, nur ihr Stil sei der einzig wahre, nur Gesang und Räucherstäbchen seien echtes Yoga, haben nicht so viel davon verstanden, was Yoga tatsächlich bedeutet. Ein Yogastil ist kein Fußballverein. Ich wähle nicht einen und hasse die anderen. Aber manche scheinen das eine mit dem anderen zu verwechseln. Und für all diejenigen habe ich folgenden Rat: Schaut euch samstags die Bundesliga an, statt anderen zu erzählen, welcher Yogastil der richtige ist.

Das Schöne an Yoga ist, dass es heute für jeden den passenden Stil gibt. Das ist Yogas Erfolgsgeheimnis. Es entwickelt sich weiter. Ich behaupte, niemand von uns betreibt heute Yoga so, wie es vor 2.000 Jahren betrieben wurde. Da gab es nämlich noch keinen Fisch, keinen Herabschauenden Hund und keine Kobra. Damals war Yoga reine Meditation. „Der Yogi strebt nach Versenkung, nicht nach Verrenkung", schrieb Manfred Dworschak einmal im

Preußische Bodybuilder und britisches Militär

Spiegel und trifft damit den Sinn der eigentlichen jahrhundertealten indischen Lehre. Die meisten modernen Asanas, die wir heute in den Yogastunden üben, entwickelten sich unter dem Einfluss preußischer Bodybuilder, der europäischen Gymnastikbewegung und dem britischen Militär. Es waren Männer wie Eugen Sandow oder Pehr Henrik Ling, der Begründer der schwedischen Heilgymnastik, die für einen neuen Körperkult in Indien sorgten. Lings Methode überzeugte vor allem, weil sie ganz ohne

Turngeräte auskam. Er nutzte nur sein eigenes Körpergewicht. Schließlich führten die Briten die „schwedische Gymnastik" in der Armee ein, und auf diesem Weg lernten sie auch die Inder kennen. Sandow wiederum, ein Pionier des Bodybuildings, reiste 1905 durch Indien und faszinierte dort mit seinem wohlgeformten Körper. So fanden die Inder zur Gymnastik und der Westen zu einer spirituellen Lehre, die auch noch zu einem schönen Körper beitragen konnte.

Für mich ist Tara Stiles also eine richtige Yogalehrerin. Ich würde trotzdem keine Ausbildung bei ihr machen wollen. Aber darum geht es ja gar nicht. Wer Tara Stiles' Yogastil mag, der darf auch in ihren Unterricht gehen. Daran ist nichts verkehrt, und wenn Yogapuristen das Gegenteil behaupten, möchte ich gerne wissen, wer die Regeln dafür aufgestellt hat. Patanjali, der Kerl mit einem Menschenkopf und einem Schlangenhintern? Wirklich? Den soll ich also ernster nehmen als eine geschäftstüchtige, clevere Frau in meinem Alter? Zusammen mit der Sportbekleidungsfirma Reebok hat Tara Stiles einmal ein Shirt entworfen, auf dem stand: „Who made the rules?" („Wer hat die Regeln gemacht?") Das haben viele missverstanden. Manche glaubten, Stiles wolle damit sagen, ihre Regeln seien diejenigen, nach denen man tanzen solle. So war es aber gar nicht gemeint. Vielmehr verspottete sie damit jene, die behaupteten, Tara Stiles' Regeln seien jedenfalls die falschen. Stiles hat einmal gesagt, sie glaube, die einzige Regel im Yoga sei die, die man für sich selbst gewählt habe. Ich finde, das hört sich sehr nach Yoga an.

Kapitel 10

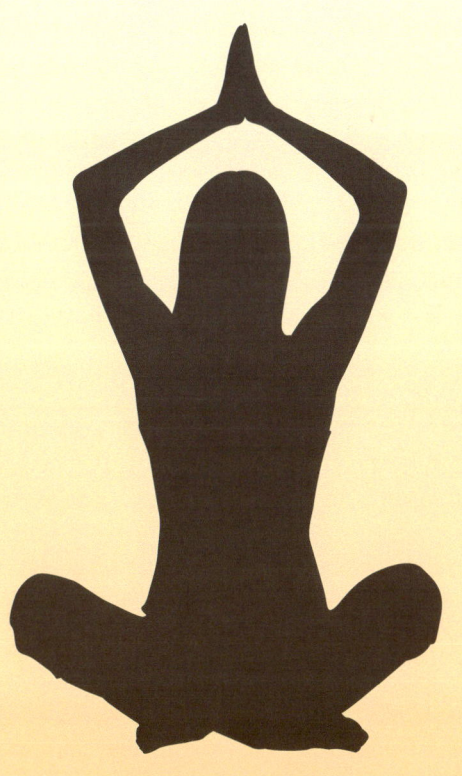

STIRNLAMPEN IM SONDERANGEBOT

Klischee: Yoga bringt Erleuchtung.

Schon mal jemanden gesehen, der erleuchtet war? Vielleicht ist
er mit einem Kerzenständer auf dem Kopf herumgelaufen.
Oder einfacher Weg: Stirnlampe. Wir sind nicht weniger
oder mehr erleuchtet, wenn wir Yoga machen. Yoga lässt
uns „Erleuchtung" höchstens besser spüren.

Yoga hat viele Bedeutungen. Zum Beispiel bedeutet es Einheit und
Joch. Das heißt aber nicht, dass wir erst Yoga treiben müssen, um
Geist und Körper zu vereinen. Denn vereint sind sie doch schon,
oder? Yoga bedeutet: Wir sind mehr als Kopf und Körper. Es ist
nicht so, dass wir durch Yoga eine Einheit werden. Vielmehr sollen
wir durch Yoga merken, dass wir eins mit allem sind. Es gibt vielleicht Tage, da spüren wir das mehr, an anderen weniger.

Eine meiner Lieblingslehrerinnen, Alanna Kaivalya, sagt auf
die Frage, was Yoga sei, gerne: „Yoga ist jetzt." Wenn wir bewusst
und achtsam leben, leben wir im Hier und Jetzt. Wir denken nicht
so viel über das Vergangene nach, das wir ohnehin nicht mehr

ändern können und das uns oft festhält und blockiert. Und wir denken nicht so viel an die Zukunft, von der wir nicht einmal wissen, ob sie mit oder ohne uns stattfinden wird. Yoga ist eine Praxis, die nie endet. Der Zustand von andauerndem Glück kann nur angestrebt, also geübt werden. Andauerndes Glück ist nicht möglich. Stattdessen sollten wir lernen zu akzeptieren, dass beides zum Leben gehört, das Glück und das Leid.

Erhebungen wie der „World Happiness Report" der UN ergeben immer wieder, dass die Dänen ein überdurchschnittlich glückliches Volk sind. Manche Forscher machen die dänischen Gene dafür verantwortlich, andere ein gerechtes Sozialsystem, familienfreundliche Strukturen, Raum für Selbstbestimmung, die (meist) intakte Natur und das kleine Wörtchen „hyggelig". Es bedeutet so viel wie „gemütlich", „geborgen" oder „angenehm" und ist für die Dänen ein sehr wichtiges Wort. Für Dänen ist es elementar,

Das dänische Glücksprinzip

dass es überall „hyggelig" ist, vor allem zu Hause, weswegen sie ja auch Großmeister des besonderen Designs sind. Ich habe meine eigene Theorie zum dänischen Glücksprinzip. In der dänischen Sprache gibt es kein Futur, wie beispielsweise im Deutschen. Die Zukunft wird rein sprachlich also totgeschwiegen. Ist natürlich Quatsch, auch die Dänen denken unheimlich viel an die Zukunft, sie können aber nicht sagen: „Ich werde dies oder jenes tun." Sie tun es einfach. Weil in ihrer Sprache für diese Ankündigung kein Platz ist. Und das finde ich super. Wir sind häufig viel zu sehr mit der Zukunft beschäftigt, so dass wir die Gegenwart gar nicht richtig wahrnehmen.

Wir machen uns Sorgen über die Zukunft, machen Pläne für die Zukunft – und dann kommt es doch ganz anders, als man denkt. Gefühlte 80 Prozent meiner Freundinnen hatten irgendwann Mitte 30 das Bedürfnis, mit einer Wahrsagerin zu sprechen. Aber wie kann ich mich denn für meine Zukunft interessieren, wenn ich gar nicht weiß, ob diese überhaupt stattfinden wird? Und kann ich die Gegenwart noch genießen, wenn ich schon weiß, was in meiner Zukunft geschieht? Da ist es doch viel sinnvoller, in der Gegenwart zu leben, auch wenn die verdammt noch mal gerade scheiße sein mag. Auch schöne Momente ließen sich garantiert viel besser genießen, wenn wir nicht ständig mit der Zukunft oder der Vergangenheit beschäftigt wären. Aber wir sind nun mal so, ständig denken wir an die Zukunft. Kein Wunder, dass Sender wie Astro TV mit Hellsehern und Kartenlegerinnen so gut Geld verdienen.

Es ist nicht einfach, etwas bewusst zu tun. Das gelingt mir auch nicht oft. Wann fahren wir beispielsweise bewusst Auto, ohne mit den Gedanken schon längst an dem Ort zu sein, an den uns der Wagen erst bringen soll? Gehen wir die Schritte in unserer Wohnung, die uns von einem in das nächste Zimmer bringen, eigentlich je bewusst? Kochen wir bewusst? Sprechen wir bewusst? Spülen wir bewusst Geschirr? Ich behaupte: meistens nicht. Und dabei ist das so wichtig. Denn wer weiß schon, was gleich, was morgen oder übermorgen ist? Wie kostbar der einzelne Moment ist, wird uns leider meistens erst klar, wenn etwas Tragisches passiert ist. Was uns an Yoga so gut gefällt: Die meisten Asanas müssen wir ganz bewusst ausführen, um nicht aus dem Gleichgewicht zu kommen. Für viele von uns ist die Yogastunde deshalb so erfrischend, weil

Yoga hilft dabei, endlich einmal im Hier und Jetzt zu leben. Während wir in Savasana liegen, könnte draußen die Welt untergehen.

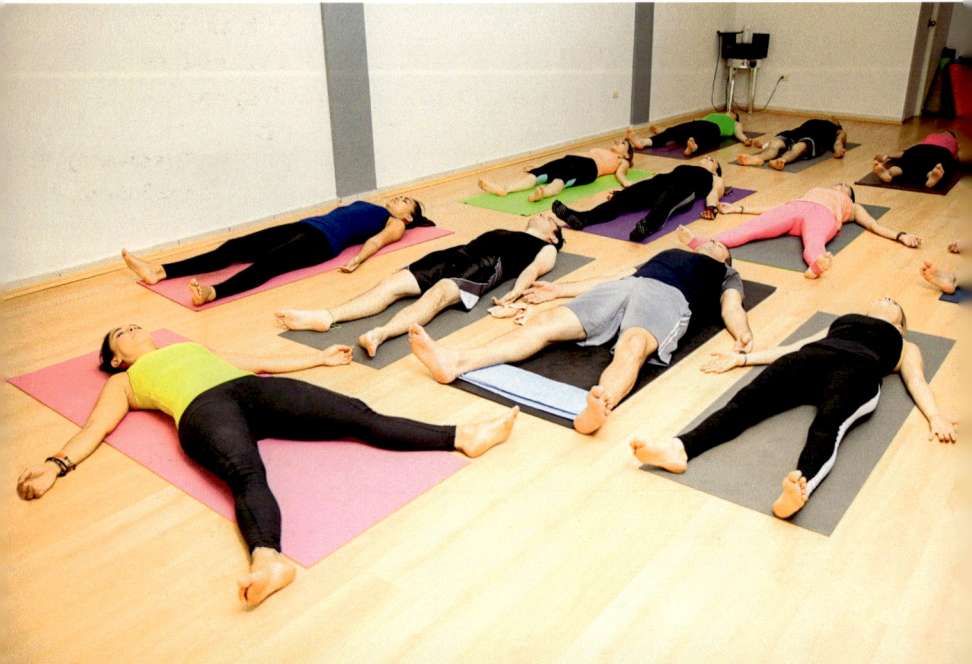

das Telefon dann so weit weg ist. Wir können keine Anrufe annehmen, keine WhatsApp-Nachrichten lesen, wissen nicht, was außerhalb des Raumes passiert, in dem wir gerade unsere Yogamatten ausgerollt haben. Theoretisch könnte draußen die Welt untergehen, während wir in Savasana liegen.

Für viele Menschen ist das allerdings nicht auszuhalten. Die müssen erst wieder lernen, nicht permanent auf den Bildschirm ihres Smartphones zu schauen. Bewusst zu leben, ist der Schlüssel zum Glück. Sich nicht um morgen zu sorgen, sich nicht über das Vergangene zu ärgern, sondern den Moment zu leben – Menschen, die das können, sind glücklich. Niemand behauptet, dass das leicht ist. Aber man kann es üben. Es geht immer um einen Moment. Auch in Sachen Erleuchtung. Jeder von uns hat Erleuchtung schon mal erlebt. Man muss nicht 97 Jahre lang Yoga treiben, um in den Genuss zu kommen. Man muss es nur zulassen, Erleuchtung wahrzunehmen.

Mich irritierte der Begriff Erleuchtung immer. Ich konnte damit nichts anfangen. Erleuchtet war für mich jemand, der einen Kerzenständer auf dem Kopf spazieren trug. Der einfache Weg wäre wahrscheinlich die Stirnlampe, aber die hatte ich selbst schon so oft getragen, einmal übrigens bei einer nächtlichen Schlittenabfahrt in den Alpen, bei der ich mir alles andere als erleuchtet vorkam. Mein Mitfahrer auf dem Schlitten brach sich ein Bein. Die Stirnlampen hatten nichts geholfen. Vielleicht klingt das komisch, aber ich habe eine entspanntere Vorstellung von Erleuchtung, seit ich mich näher mit Yoga beschäftige. Ja, auch ich habe schon von Leuten gehört, die erzählen, sie haben einen Yoga-Guru getroffen, ihm einfach beim Singen zugehört und seien dann in Ekstase geraten. Ein Gefühl wie ein Orgasmus, sagen manche. Es gibt Männer, die sagen, es sei so, als hättest du gegen den Elektrozaun gepinkelt.

Als pinkele man gegen einen Elektrozaun

Fragt man bei den selbsternannten Erleuchteten näher nach, wird einem schnell klar, dass es dabei tatsächlich um den Verlust des Egos geht. Es gibt also Menschen, die sagen, sie hätten ihr Ich verloren – und das nicht nur für einen Moment, sondern auf Dauer. Manche bei einer Nahtoderfahrung, andere einfach so.

Es soll Menschen geben, die haben sich tagelang irgendwo hingesetzt, sich die Szenerie angesehen, und plötzlich waren sie eins mit allem. So beschreiben sie das. Sie meinen damit, dass Körper, Gedanken und Gefühle kein Ich mehr bildeten, störende Gefühle nicht mehr vorhanden waren. Man fühlt sich nicht mehr als der Nachbar, der Freund oder als ein völlig Fremder, **Der Verlust des Egos** sondern vollkommen verbunden mit allem. Manche Yogis sagen, das sei ihr Ziel. Beim Yoga geht es tatsächlich häufig darum, das Ego loszuwerden. Aber für immer? Ich wage das zu bezweifeln. Kristin Rübesamen hat das sehr schön in ihrem Buch *Das Yoga-ABC* formuliert: „Lohnt sich das? Möchte man neben so jemandem beim Abendessen sitzen?" Eher nicht.

Yoga und vor allem Erleuchtung haben sehr viel damit zu tun, das Ego an der Garderobe abzugeben. Zum Beispiel beim Eingang ins Yogastudio. Die Erleuchteten lassen es aber im Gegensatz zu den Nicht-Erleuchteten für immer dort hängen. Ja, das Ego spielt uns tatsächlich häufig Streiche. Es ist immer das Ego, das schuld daran ist, wenn bei uns irgendwas nicht in Ordnung ist. Weil unser Ego so verletzlich ist. Das Ego immer wegschieben zu wollen, ist aber auch keine Lösung. Das Ego hilft uns, einen Sinn für die Realität zu bewahren. Yoga ist keine Performance – das ist einer der wichtigsten Unterschiede zu anderen Fitnesskonzepten unserer Zeit. Aber das bedeutet nicht, dass wir unser Ego gänzlich loslassen sollen. Emotionen zu fühlen, sie zuzulassen und gleichzeitig anzunehmen, das hat für mich sehr viel mit Yoga zu tun. Aber wenn ich kein Ego mehr habe, fühle ich dann überhaupt noch etwas? Ich finde es in Ordnung, ich zu sein. Und ich bin auch ganz zufrieden mit diesem Ich. Ich finde es okay, morgens in den Spiegel zu schauen und zu denken: Oh Mann, heute muss ich aber mal ein bisschen nachhelfen, damit ich nicht ganz so fertig aussehe. Hätte ich kein Ego mehr, wäre mir das egal. Aber ich will gar nicht, dass mir alles egal ist. Würde ich überhaupt noch Zähne putzen oder alle um mich herum mit meinem Mundgeruch belästigen?

Ich finde es lächerlich, wenn Leute sich darüber ereifern, dass Eckhard Tolle, der ja als einer der bekanntesten lebenden Erleuchteten gilt, auch einen Sinn für Marketing hat. Ich wüsste nicht, was daran schlimm sein soll. Ich wüsste auch nicht, warum ich plötzlich leben sollte wie ein buddhistischer Mönch, der sich bereit erklärt hat, sein ganzes Leben in Armut zu verbringen, um so sein Ego loszuwerden und Erleuchtung zu erlangen. Das ist nicht meine Vorstellung vom Leben. Allerdings glaube ich auch nicht, dass es einen leichteren Weg gibt als den des buddhistischen Mönchs, wenn man sein Ego verlieren will. Gibt es wirklich Yogatreibende aus dem Westen, die denken, es wäre einfacher? Denen kann ich nur sagen: Sucht euch einen Yogalehrer, der verspricht, euch den Weg zur Erleuchtung zu zeigen. Das macht er bestimmt – solange ihr ihm schön seinen Yogaunterricht bezahlt.

Erleuchtung kommt in Form von Momenten. Und Erleuchtung hat für mich sehr viel mit Spaß zu tun. Denn es geht bei der Erleuchtung ja darum, dem Leid zu entkommen. Muss also Spaß im Spiel sein, oder? Diese Momente können wir alle erleben. Es sind Momente, die manchmal nur für den Bruchteil einer Sekunde andauern, wenn alles plötzlich nicht mehr wichtig ist und wir mit uns und allem um uns herum im Reinen sind. Das ist Erleuchtung. Die Kunst ist es, diesen Moment bewusst wahrzunehmen. Und so ein Moment kann alles Mögliche sein. Es kann die Geburt unseres Kindes sein oder auch nur ein herzlicher Moment beim Abendessen mit guten Freunden. Man kann dieses Gefühl beim Fallschirmspringen erleben, beim Tiefschneefahren, ja manche vermutlich sogar beim Schlittenfahren …

Erleuchtung beim Tiefschneefahren

Den Moment zu erkennen, dabei kann Yoga helfen, muss es aber nicht. Yoga ist nicht der einzige Weg zur Erleuchtung. Beim Yoga gibt es keine Stirnlampen im Sonderangebot. Um glücklich zu sein, müssen wir übrigens auch nicht jeden Tag Momente der Erleuchtung erleben. Es gibt diese Internetseite namens *100happydays.com*. Es geht darum, 100 Tage lang ein Bild von dem zu posten, was einen in diesem Moment gerade glücklich macht. Das können die einfachsten Dinge sein: ein Blick in den blauen Himmel, der Besuch eines guten Freundes, der Latte Macchiato am Morgen, die Katze auf dem Schoß, völlig egal.

Durch das Posten der Bilder und das bewusste Erinnern des Moments merken die meisten, die an der Aktion teilnehmen,

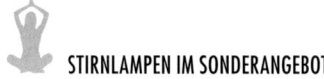

plötzlich, wie gut es ihnen eigentlich geht. Sie nehmen das Leben bewusster wahr, sind besser gelaunt und optimistischer. Ich finde, es ist eine schöne Maßnahme für die Selfie-Stick-Generation, sich bewusst damit auseinanderzusetzen, was Glück eigentlich bedeutet. Das hat nichts mit Erleuchtung zu tun. Aber ich muss auch nicht permanent erleuchtet herumlaufen. Diese Momente hebt man sich ja wirklich besser auf. Rund um die Uhr eins mit allem zu sein – muss das sein? Das wäre wirklich langweilig. Doch Achtsamkeit zu praktizieren, die kleinen Freuden des Lebens bewusst wahrzunehmen – das kann man mit jedem bewusst eingenommenen Asana, mit jeder bewusst ausgeführten Atemübung schulen.

Kapitel 11

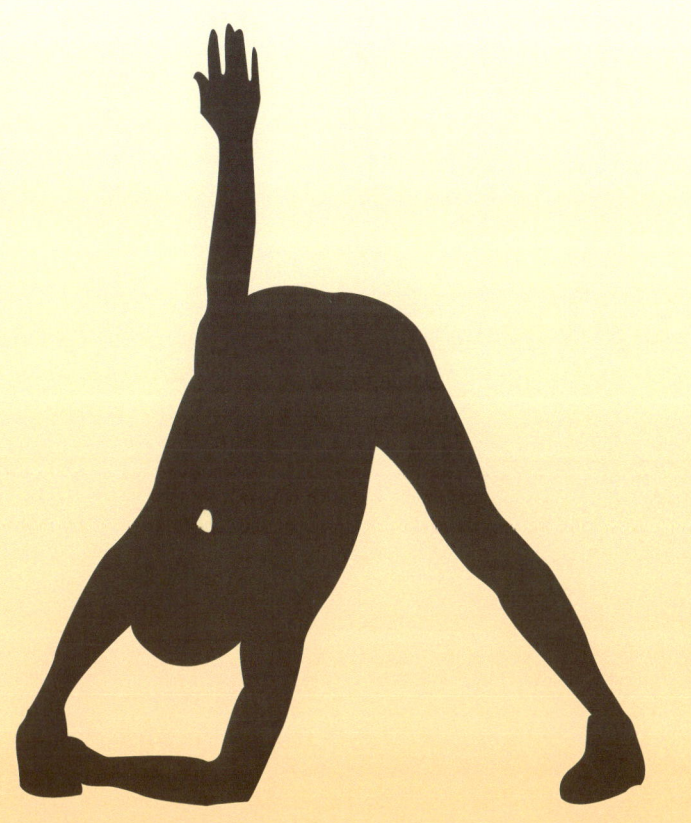

YOGA IST EIN ARSCHLOCH

Klischee: Mit Yoga wird alles besser.

Nein, es wird schlimmer! Darf ich im Auto fluchen, wenn jemand vor mir keinen Blinker setzt? Darf ich unglücklich sein, wenn ich so viel im Überfluss habe? Warum denke ich plötzlich so viel, wollte ich nicht weniger denken durch Yoga? Ständig hinterfrage ich mich selbst. Darf ich immer noch manchmal ein Arschloch sein?

Yoga ist ein Arschloch. Warum denke ich plötzlich so viel, wollte ich nicht weniger denken durch Yoga? Ständig hinterfrage ich mich selbst. Immer öfter reflektiere ich meine Handlungen. Warum bin ich plötzlich so emotional? Seit ich damit angefangen habe, mich mehr mit der Philosophie zu beschäftigen und Yoga nicht mehr nur Asanas für mich sind, grübele ich viel mehr. Ist das denn der Sinn von Yoga? Ich hatte gedacht, mit Yoga würde alles besser werden! Sollte Yoga nicht der Königsweg zum Glück sein? Sollte mein Leben jetzt auf einmal nicht total in „Balance" sein? Ich hatte erwartet, ich würde zu dieser gelassenen Person werden, die allen Menschen immer ein Lächeln schenkt, geduldig und verständnisvoll ist und für jeden ein offenes Ohr hat, egal wie es ihr selbst gerade geht. Und überhaupt – wenn ich nur genug Yoga übe, geht es mir dann nicht sowieso immer gut? Nein. So ist es nicht. Yoga ist also eine Mogelpackung.

Als ich angefangen habe, Yoga zu machen, bin ich hängengeblieben, weil ich den Muskelkater danach liebte, den Dehnungsreiz, die Anstrengung, die kurze Nackenmassage, die die Lehrerin jedem Schüler zu Beginn der Stunde im Herabschauenden Hund und am Ende in Savasana gab. Ich liebte es, in diesem Raum zu sein, die Atmosphäre einzuatmen und mit anderen zusammen zu schwitzen, meinen Körper in Positionen zu bringen, die ich ihm bislang nicht zugetraut hatte. Mein Leben war in Ordnung. Alles schien zu funktionieren. Das war übrigens auch nicht anders, als ich noch gar kein Yoga übte. Vielleicht liegt es einfach daran, dass ich damals jünger war und wir mit zunehmendem Alter dazu neigen, alles zu verkomplizieren. (Ich hatte ehrlich gesagt gedacht, es wäre genau andersherum! Ich hatte erwartet, wenn wir älter und damit weiser würden, wäre alles einfacher!) Auf jeden Fall war mein Leben auch ohne Yoga okay. Ich gehöre nicht zu denen, deren Leben eine Katastrophe war, und dann – oh Wunder – kam Yoga daher. Nein. Ich kann leider keine Geschichte erzählen, wie ich mit Yoga meine Ess-, Schlaf- oder sonstige Störung besiegt habe. Ich behaupte mal, die meisten Menschen im Westen fangen Yoga an, ohne ein großes Problem zu haben. Sie gehen zum Yoga wie andere zum Kickboxen oder ins Aerobic. Aber plötzlich wollte ich mehr über Yoga wissen. Yoga macht hungrig auf mehr.

Und damit fängt die ganze Misere ein. Je mehr ich mich mit Yoga beschäftige, desto weniger will ich plötzlich darüber wissen. Weil es so kompliziert zu werden scheint. Und weil ich immer noch nicht weiß, ob ich wirklich Yoga mache, um inneren Frieden zu finden und den „subtle body", das Netzwerk aus „Nadis" (Energieleitbahnen) und „Chakren" (Energiezentren), in mir zu erwecken. Oder

Yoga nur wegen des knackigen Hinterns?

einfach nur wegen des knackigen Hinterns, den ich in Utkatasana, dem Stuhl, forme und des definierten Trizeps, den unzählige Bretthaltungen mir beschert haben. Laut der Bhagavad Gita, der Bibel der Hindus und gleichzeitig eine der wichtigsten Schriften im Yoga, ist Yoga die Ausgeglichenheit der Seele, die den Menschen befähigt, gleichmütig das Leben in all seinen Aspekten zu betrachten. Aber will ich das? Immerzu und allem gegenüber gleichmütig sein?

Yoga erzählt mir, ich soll mein Ego nicht so ernst nehmen, während sich auf den Matten neben mir schlanke, hübsche Frauen in den trendigsten Yogaklamotten verbiegen. Yoga eine egofreie Praxis? Das nimmt sich Yoga doch nicht einmal selbst ab! Yoga gaukelt mir vor, wie glücklich und frei ich werden kann, wenn ich nur mein Ego loslassen würde. Aber der Weg dahin? Hat mich irgendjemand gefragt, ob ich den gehen will? Nein danke, der ist mir zu anstrengend! Und überhaupt: Am Ende will niemand mehr mit mir essen gehen, weil ich als Mensch viel zu langweilig geworden bin. Wer will sich schon mit jemandem beschäftigen, der kein Ego mehr hat – das Thema hatten wir ja schon. Yoga macht alles so unglaublich kompliziert.

So richtig schwierig wurde es erst, als ich mit der Ausbildung zur Yogalehrerin begann. Plötzlich war ich mir nicht mehr sicher, ob ich auch wirklich nett genug zu meinen Mitmenschen war. Wenn ich meinen Mann fragte, lachte der und behauptete: Nein! Er macht sich gerne lustig darüber, dass ich meistens diejenige von uns beiden bin, die anderen Menschen gegenüber auch mal zeigen kann, wenn ihr etwas nicht passt. Dabei bin ich doch auf den ersten Blick die kleine Süße, von der niemand etwas Böses erwartet. Mein Mann hingegen ist ein 1,88 Meter großer Wikinger. Plötzlich fühlte ich mich noch schlechter, wenn ich mal einen schlechten Tag hatte. Weil ich mich fragte: Darf ich überhaupt unglücklich sein, wenn ich so viel im Überfluss besitze? Jetzt plagt mich jedes Mal das schlechte Gewissen, wenn ich an einem Obdachlosen vorbeigehe, ohne ihm ein paar Euro in den Hut zu schmeißen – und ich gebe zu, das kommt häufig vor.

Ständig ein schlechtes Gewissen

Ich fühle mich schlecht, nachdem mich die Krebshilfe angerufen hat und mich nicht dazu überreden konnte, ihrem Verein beizutreten – die Entschuldigung, die ich angebe, kommt mir selbst fadenscheinig vor. Später ruft auch noch eine Behindertenwerkstatt an, die mir Geschirrhandtücher verkaufen will, und ich lehne ab. Mein Gewissen plagt mich. Ich fühle mich miserabel, wenn ich dem Mann vor dem Supermarkt, der Greenpeace-Mitglieder akquirieren will, nur bitte, mir die Unterlagen mitzugeben, statt direkt zu unterschreiben. Ich zucke schon zusammen, wenn ich im Auto über einen anderen Verkehrsteilnehmer fluche. Huch, habe ich gerade wirklich jemanden beleidigt, den ich gar nicht kenne? Muss das sein? Darf ich das überhaupt? Nur weil er nicht Auto fahren kann, das ist doch kein Grund auszuflippen. Ich wollte doch gelassener werden – und wenn das nicht mal beim Autofahren gelingt, wann dann?

Beim Autofahren kann ich mich wunderbar aufregen. Besonders gut klappte das auf den Autobahnen um Los Angeles. Jeden Tag Verkehrschaos und dann auch noch 90 Prozent Verkehrsteilnehmer, die aus Sicht eines Europäers wirklich nicht Auto fahren können. In Kalifornien machen sie gerne Witze darüber, dass Autos dort nur Blinker haben, falls ihre Besitzer sie mal in einem anderen Staat verkaufen wollen. In Kalifornien benutzt nämlich niemand den Fahrtrichtungsanzeiger, wie es korrekt so schön heißt. Das macht das Fahren auf dem Highway, auf dem Überholen bekanntermaßen ja nicht nur links erlaubt ist, nicht gerade einfacher. Und es ist auch nicht so, dass die anderen Verkehrsteilnehmer für diejenigen, die den Blinker nutzen (also meistens Europäer oder Nicht-Kalifornier), gerne Platz machen. Im

Die schwierige Auseinandersetzung mit sich selbst

Auto kann also so richtig das Arschloch mit einem durchgehen. Und jedes Mal sehe ich dabei Yogas lachendes Gesicht, wie es sich wieder denkt, dass es mich gerade reingelegt hat. „Was ist denn mit deinem sonnigen Gemüt?", scheint es spöttisch zu fragen. „Wieso regst du dich denn so auf? Wolltest du nicht ein bisschen gütiger und liebenswürdiger sein?" Yoga bringt uns dazu, dass wir uns auf einmal mit uns selbst auseinandersetzen. Das kann leider unangenehm sein.

Und dann schafft Yoga aber auch echt alles. Da könnte man glatt neidisch werden. Von der traditionellen philosophischen Lehre zum Fitnesskonzept zum Lifestyle! Ein richtiger Trend ist Yoga geworden. Und noch vor 40 Jahren haben unsere Eltern sich kaputt gelacht, wenn sie die Deutschkanadierin Kareen Zebroff in der ZDF-*Sportinformation* „Yoga für jeden" praktizieren sahen.

Yoga war was für wilde Hippies und Ökotanten, die den Sinn des Lebens versehentlich im Jutesack spazieren trugen, aber trotzdem immer auf der Suche danach waren. Heute gibt es kaum jemanden an der Wall Street, der nicht nach der Arbeit noch schnell ins Yogastudio rennt. Yoga, wie hast du das nur geschafft? Und wie die meisten, die ganz plötzlich berühmt werden, ist auch Yoga der Ruhm zu Kopf gestiegen. Yoga gibt mir vor, enthaltsam zu leben, während ich mein Vermögen für Yoga-Ausbildungen, Workshops, Retreats und Unterricht ausgebe. „Nun setz' dich mal schön mit dir auseinander", sagt es mir. Und ich mache das auch noch, werfe noch ein bisschen mehr Geld zum Fenster hinaus, weil ich glaube, eine weitere Ausbildung würde mir vielleicht noch mehr Erkenntnis bringen.

Ganz zu schweigen davon, dass mir die Yogaindustrie gerade schon wieder weismachen will, ich müsste diese tolle Yogahose kaufen, mit dem schönen Print, für schlappe 98 Euro. Das ist sie bestimmt wert! Wurde auch nach Fair-Trade-Richtlinien produziert, die Textilien sind aus recycelten Plastikflaschen hergestellt – Mensch, ist das toll. Da tu ich ja direkt was Gutes, wenn ich die kaufe.

Yogahosen aus recycelten Plastikflaschen

Sie liegt auch so schön eng am Po an, macht sie auch gewiss einen flachen Hintern? Hallo, Ego, sei gegrüßt! Ich bin schon wieder darauf reingefallen und hab sie gekauft. Ach, ist aber auch echt so schön dieses Yogazeug. Es kommt mir vor, als wolle Yoga ständig versuchen, uns reinzulegen. Und es gelingt ihm sogar. Jetzt üben wir in erhitzen Räumen. Es ist anstrengend. Wir schwitzen wie die Stiere, haben das Gefühl, wir hätten das Workout unseres Lebens hinter uns gebracht – und am Ende dabei trotzdem weniger Kalorien verbraucht als beim Nordic Walking. Ich weiß nicht, wie viele Yogalehrer mir während einer Stunde schon erzählt haben, dass ich mich gerade entschlacke, aber wie das bitte schön gehen soll, können sie nicht erklären.

Manchmal scheint es mir, so flexibel manche Yogatreibende körperlich sind, so unbeweglich sind sie im Denken. Damit meine ich jene, die sagen: Yoga ist so – und Punkt. Keine Diskussion. Yoga ist gut, und alles andere ist böse. Das ist eine sehr unflexible Sichtweise. Dabei soll Yoga doch locker machen! Ich habe einmal eine richtig beliebte Yogalehrerin in Kalifornien gefragt, wie ich einem Schüler, einem ehemaligen Leistungssportler, helfen kann, wenn er in einer Haltung die Dehnung nicht richtig spürt. Ich hatte gedacht, sie könne mir eine vernünftige Antwort geben, aber sie sah mich an und sagte leise mit dieser Ich-habe-die-Weisheit-mit-Löffeln-gefressen-Stimme: „Ach weißt du, beim Yoga muss jeder schon selber spüren, was es einem bringt. Das kann man nicht erklären." Hätte sie nicht einfach sagen können: „Ich hab keine Lust, es dir zu sagen?" Oder vielleicht sogar einfach: „Keine Ahnung." Das hätte sie für mich als Lehrerin glaubwürdiger gemacht.

Wenn Yoga mir zuhören würde, würde ich sagen, dass es mal nicht glauben soll, als Sportprogramm anderen Sportarten das Wasser reichen zu können. Yoga ist toll, ich mag Yoga echt, aber als Fitnesskonzept ist es nur in Ergänzung zu gebrauchen. Yoga kann keine Cardioeinheit ersetzen, obwohl auch ich im Winter lieber ins Hot Yoga gehe, als im Park auf vereisten Wegen durch den nasskalten Wind zu laufen. Aber wenn es um Ausdauer geht, wäre Letzteres wirklich sinnvoller. Mein Bizeps wird nicht dicker, wenn ich Yoga mache (höchstens mein Trizeps), aber wenn ich im Fitnessstudio meine Maximalkraft trainiere, wird er das schon. Ich mache Yoga trotzdem, damit meine Muskeln auch weiterhin gut funktionieren. Ich werde aber dadurch nicht dünner.

Und wenn man erst einmal anfängt, sich mit der Geschichte von Yoga auseinanderzusetzen, wird einem schon schwindelig, bevor man sich überhaupt in den Kopfstand begibt. Das gilt vor allem für Tantra-Yoga. Ich meine hier nicht das Tantra-Yoga, das heute im Westen praktiziert wird, sondern das aus dem 8. und 9. Jahrhundert. Der Religionswissenschaftler David Gordon White hat zahlreiche Texte

Schwindelig nicht nur vom Kopfstand

übersetzt, aus denen hervorgeht, dass es beim Tantra damals ganz und gar nicht um die harmonische Begegnung der Geschlechter ging. Auch nicht um das Erreichen einer besonderen spirituellen Ebene. Vielmehr wollte man Macht gewinnen. Tantra wurde von religiösen Gruppen rund um die Königshäuser praktiziert, die Tier- und auch Menschenopfer brachten, um dadurch göttliche Fähigkeiten zu erlangen.

Unsere westliche Vorstellung von Yoga ist außerdem so eng mit einer romantischen Flower-Power-Bewegung verbunden, dass wir dabei gerne vergessen, dass Hippies Ende der 1960er Jahre plötzlich Drogen und Yoga kombinierten, um eine höhere Bewusstseinsebene zu erreichen. Und jetzt soll mal ja keiner an Marihuana denken, da ging es nämlich um ganz anderes Zeug. Zum Beispiel LSD. Dann geht einem der ganze spirituelle Kram plötzlich wieder auf die Nerven, und man macht Yoga wieder aus denselben Gründen, aus denen man ursprünglich damit begonnen hatte – nämlich nur noch wegen des knackigen Hinterns.

Selbst in der Bhagavad Gita wird das Arschloch-Prinzip angewendet. Da geht es um den Krieger Arjuna, der zunächst Skrupel hat, in den Krieg zu ziehen. Dann aber wird er dazu motiviert. Und zwar von seinem Guru! Wenn er jeden selbstlosen Dienst einer höheren Macht anbiete, dann könne er frei sein, behauptet der. Auf göttliches Geheiß zu töten, ist also okay, so ungefähr erklärt es Krishna Arjuna in der Bhagavad Gita.

Zu guter Letzt, als wäre Yoga an sich nicht schon nervig genug, gibt es auch noch so viele nervige Yogatreibende. All diese Yoga-Gutmenschen beispielsweise, die permanent „Ich bin ein Yogi. Ich bin was Besonderes!" in die Welt hinauszuschreien scheinen. Sie erinnern mich an die Amerikaner, die statt einem dicken SUV jetzt einen Toyota Prius fahren und deswegen denken, sie schützten die Umwelt und seien bessere Menschen. Sie parken vor Whole Foods, der weltweit größten Biosupermarktkette, sitzen in ihrem Auto, telefonieren mit dem Handy und lassen dabei den Motor laufen. Diejenigen, die sich für was Besseres halten, haben nicht kapiert, dass Yoga ihnen erst recht den Stinkefinger zeigt. Es gibt diese Yogaladys, die immer nur in Yogaklamotten herumlaufen. Egal ob sie gerade zum Abendessen eingeladen sind oder einkaufen gehen – es muss aus jeder Pore ihres Körpers herausschreien: „Ich mache Yoga! Wenn du es nicht machst, bist du selbst dran schuld." Können die es nicht manchmal einfach gut sein lassen? Und ich bin schon wieder reingefallen, denn darf ich mich über die Leute überhaupt aufregen? Muss ich nicht alle gleich behandeln und gleich wertschätzen, darf ich überhaupt über jemanden urteilen, nur weil er – oder meistens sie – nur noch Yogahosen trägt?

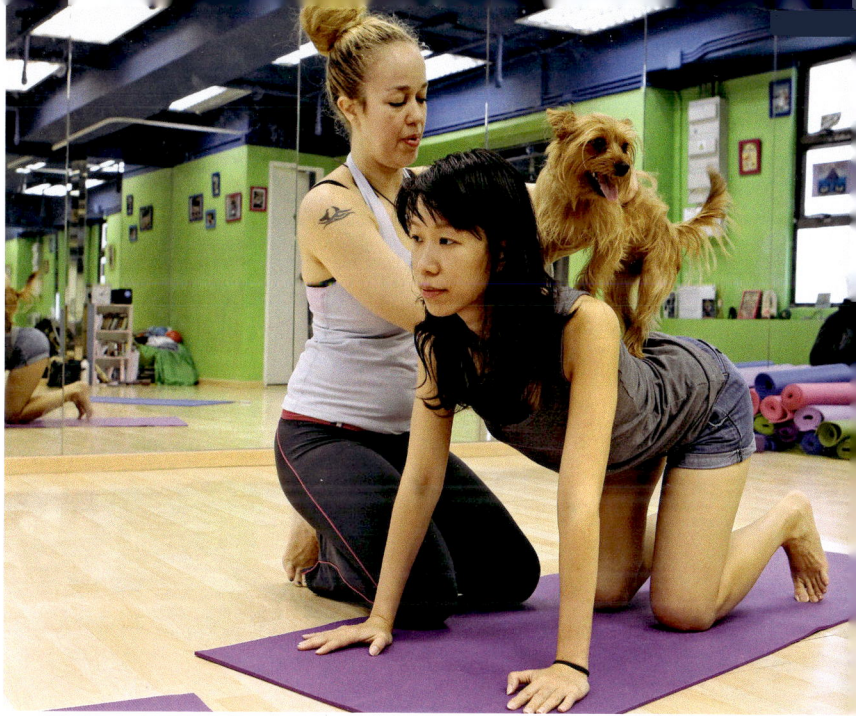

Doga – Yoga für den Hund: Muss das sein?

Nein! Jetzt muss ich im Übrigen auch all jene Menschen ernst nehmen, die Naked Yoga machen und mir erzählen, dass sie sich dabei freier fühlen. Die sagen, nur so könne man lernen, den eigenen Körper tatsächlich anzunehmen, die Einheit von allem entdecken und einen Zugang zu unheimlicher Kraft spüren. Aber ich hab auch noch nie verstanden, warum Menschen nackt in den Bergen wandern gehen, wieso soll ich jetzt diejenigen verstehen, die nackt Yoga machen? Oder die, die mit ihren Hunden Doga (Yoga für Hunde) üben und darauf schwören, dass ihre Hunde dabei „abschalten" können. Machen die das eigentlich, weil sie selbst den inneren Schweinehund nicht besiegen können und deswegen lieber den Hund zum Yoga bewegen? Nein, ich darf erst gar nicht damit anfangen, Doga in Frage zu stellen! Denn dann habe ich ja schon wieder ein schlechtes Gewissen, weil ich mir ein Urteil anmaße.

Dass die weniger schönen Seiten von Yoga so selten thematisiert werden, nervt. Aber ich habe Yoga durchschaut. Yoga ist manchmal ein richtiges Arschloch. Und wenn Yoga ein Arschloch ist, heißt das nicht, dass auch ich wenigstens ab und zu noch eins sein darf? Die Antwort ist ja! Nur weil ich Yoga übe, darf ich trotzdem mal meine Meinung sagen. Nur weil ich Yoga übe, darf ich trotzdem wütend sein und auf den Tisch hauen. Yoga bedeutet nicht, alles unreflektiert zu schlucken. Man muss zum Beispiel den genannten Verlockungen der Yoga-Industrie nicht erliegen. Niemand zwingt einen dazu, sich mit Yogaladys zu umgeben, die einen nur nerven. Wenn einem jemand weismachen will, Yoga könne Sport ersetzen, kann man sich auch einfach mal seines gesunden Menschenverstands bedienen. Und seinen Hund muss man sicher auch nicht zum Doga schleppen.

Meine Ausbilderin Alanna Kaivalya hat sich in 20 Jahren als Yogalehrerin häufig gefragt, wieso sie manchmal immer noch ein Arschloch ist. Und dann stellte sie fest, dass sie die Arschlochseite in ihrem Leben wohl nie loswerden würde. Und dass das auch in Ordnung sei. „Just try to be less an asshole" („Versuche einfach, ein bisschen weniger ein Arschloch zu sein"), sagte sie während unserer Ausbildung immer wieder. Ein toller Rat, und genau dabei kann Yoga helfen. Indem man sich eben zum Beispiel häufiger hinterfragt, auch wenn das vielleicht nicht immer angenehm ist. Denn die wirkliche Yogapraxis fängt dann an, wenn es schwer wird, sowohl auf der Yogamatte als auch im täglichen Leben.

EPILOG

„*Just because it's in print doesn't mean it's the gospel.*"
(Michael Jackson)

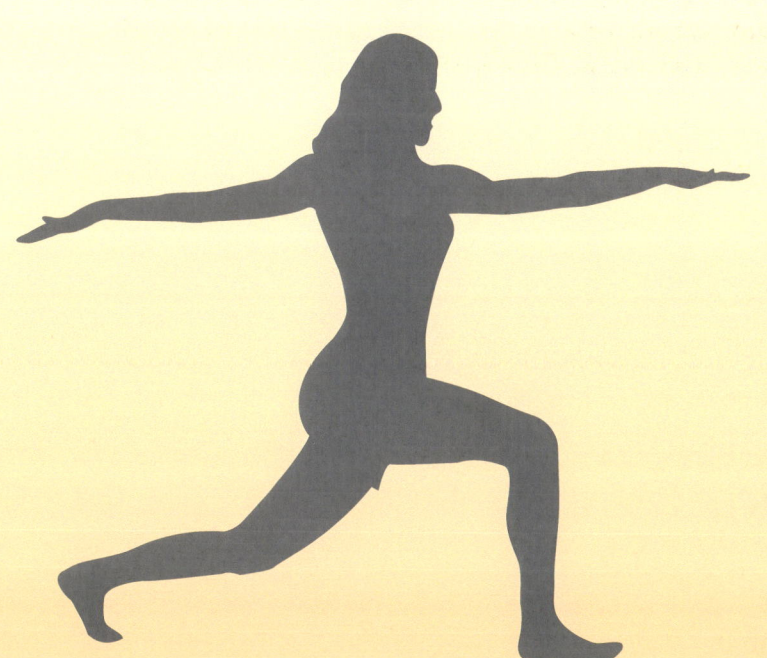

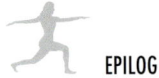

Yoga hat also nicht nur gute Seiten. Und hier kommt eine bombensichere, aber enttäuschende Erkenntnis: Yoga übernimmt nicht die Verantwortung für unser Glück. Dafür ist es zu sehr ein Arschloch. Das Schöne an Yoga ist aber, dass man sich die Seiten raussuchen kann, die einem gefallen und einem nutzen. Es wird dabei nicht immer alles einfacher, im Gegenteil. Aber so ist das Leben nun mal. Das Leben ist alles, the good, the bad, the ugly. Auch das versucht Yoga uns beizubringen. Sag ja zum Leben, den schönen und den weniger schönen Seiten!

The good, the bad, the ugly

Jeder von uns ist gestresst – die einen mehr, die anderen weniger. Jeder von uns hat unheimlich viel auf seiner To-do-Liste stehen. Jeder hat sein Päckchen zu tragen. Yoga wird an all dem nichts ändern. Wir werden durch Yoga nicht plötzlich zu herumlaufenden Kerzenlichtern, die alles meistern und für Stress grundsätzlich nicht anfällig sind. Nicht alle Yogalehrer sind in ihrem Alltag unglaublich gelassene Wesen, die nichts aus der Ruhe bringen kann. Ich behaupte sogar: die wenigsten. Selbst die tollsten Gurus haben in ihrem Leben mit Schwierigkeiten zu kämpfen. Durch Yoga können wir wachsamer dafür werden, dass es anderen so geht wie uns.

Yoga hat nie behauptet, dass immer alles in Balance sein muss. Weil nicht immer alles in Balance sein kann. Im Leben müssen wir oft Entscheidungen treffen, und das führt immer wieder dazu, dass etwas auf der Strecke bleibt. Wenn ich mich für meine Karriere entscheide, habe ich weniger Zeit für die Familie, Sport und Freunde. Wenn ich mich für veganes Essen entscheide, habe ich weniger Möglichkeiten in Restaurants. Wenn ich viel Geld für meinen Urlaub ausgebe, muss ich vielleicht woanders etwas kürzer treten. Das ist in Ordnung und gar nicht schlimm. Schlimm ist zu glauben, dass das Leben immer Sonnenschein sein muss. Erfolg im Beruf, eine harmonische Ehe und dazu noch eine bombastische Mutter – das ist das Ideal, dem wir hinterherhecheln. Dass alles um dich herum immer glänzt und strahlt, du immer gesund bist und 'ne tolle Gesichtsfarbe hast. Das ist aber nicht so, weil zum Leben Licht und Schatten gehören. Wir können uns nicht aussuchen, was uns passiert, aber wir können uns aussuchen, wie wir darauf reagieren. Beim Yoga üben wir das.

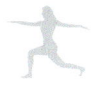

Das zu üben, ist einfach, wenn es um die kleinen Dinge im Leben geht, wie bei meinem Lieblingsbeispiel, dem Straßenverkehr. Wir müssen uns nicht darüber aufregen. Das ist alleine unsere Entscheidung. Ich kann mir aussuchen, wie ich reagiere, wenn mich jemand kritisiert oder wenn ich in einer Yogapose das Gefühl habe, die Balance zu verlieren. Beim Yoga geht es nämlich nicht darum, bei jeder Haltung im Gleichgewicht zu bleiben und alle Asanas perfekt auszuführen. Wenn wir das im Kleinen üben, habe ich die leise Hoffnung, dass Yoga mir auch helfen wird, bewusst und selbstbestimmt in Situationen zu reagieren, die ich mir gar nicht ausmalen möchte.

Yoga will, dass wir die Momente wieder schätzen lernen, die wir als Kinder so oft hatten. Dass wir wieder staunen und uns an den kleinen Dingen des Lebens erfreuen. Yoga kann uns spüren lassen, wie gut es uns eigentlich geht. Und wenn das der einzige Grund ist, warum wir jede Woche mit der Matte unter dem Arm ins Yogastudio rennen, dann ist das schon Grund genug. Genauso wie die nachlassenden Rückenschmerzen und die entspannenden Sekunden in Savasana, die sich besser fühlende Muskulatur oder der Moment, wenn wir für einen ganz kurzen Augenblick frei von störenden Gedanken sind. Vielleicht ist es für manche nur der soziale Aspekt, der sie ins Yogastudio treibt. Weil sie glauben, im Yogastudio Leute kennenzulernen, die sie im Handballverein so nicht finden würden. Mag sein. Es spielt auch keine Rolle. Genauso wenig wie der Yogastil, den man für sich gewählt hat.

„Vielleicht ist es der Yogaweg des Westens, dass für uns an erster Stelle die Asanas und Pranayama, also die Yogaposen und die Atemtechniken, kommen, und dann die anderen Stufen des achtgliedrigen Pfads des Yogasutra von Patanjali", sagt Sportwissenschaftlerin Constanze Handmann. Sie forscht heute zum Thema Yoga für Krebspatienten. Yoga ist für sie mittlerweile viel mehr als Sport. Vielleicht hat sie recht, und wir Westler müssten den achtgliedrigen Pfad des Yogasutra einfach etwas umstrukturieren. Aber selbst dann blieben viele von uns vermutlich bei Asanas und Pranayama hängen. Und das ist auch in Ordnung. Jeder muss seine eigenen Erfahrungen mit Yoga machen. Nichts ist in Stein gemeißelt.

Der Yogaweg des Westens

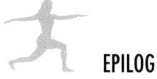

Yogas Aufgabe ist es nicht, uns in Yogis zu verwandeln. Sondern uns das zu geben, was wir brauchen. Yoga will uns sagen, dass wir nicht nach Perfektion streben müssen, sondern einfach die beste Version von uns selbst sein können – mit oder ohne Yoga übrigens. Yoga bedeutet nämlich auch, zu erfahren, wer wir sind. Vor allem auch, zu akzeptieren, wer wir sind. Zu verstehen, dass wir okay sind, wie wir sind.

Und noch mal kurz ein Wort an Christoph Waltz, den ich als Schauspieler wirklich sehr schätze und der Yoga für gefährlich hält: Yoga ist nicht gefährlicher als jede andere Form von Bewegung. Mag sein, dass Yoga nicht 100 Prozent sicher ist, aber heißt es nicht, sicher seien nur der Tod und die Steuer?

Und wer jetzt immer noch keine Lust auf Yoga hat: Auch das ist in Ordnung. Wer Yoga ausprobiert hat und es nicht mag – kein Stress! Vielleicht findet er Spaß an einer anderen Form von Bewegung. Am besten eine, die guttut. Und immer schön ans Stretching denken!

DANKSAGUNG

Zunächst möchte ich den Lehrern danken, die mich auf meinem bisherigen Yogaweg begleitet haben, besonders der herausragenden Nicole von Grünigen – du bist und bleibst mein Guru –, Madeleine Foster, Alanna Kaivalya, Cheri Clampett, Arturo Peal, Vesper Grey, Ryan Besler, Kristina Striegel, Hope Nartonis, Kelly Heath, Cara Fogel Ferrick und meiner Lieblings-Paddle-Board-Yogalehrerin und Freundin in der Ferne Elizabeth White von Sea Dog Yoga.

Ich danke all meinen Interviewpartnern für die Zeit und die guten Gespräche.

Ein besonderer Dank geht an Carolin Puhl – für Inspiration, Diskussionen und dafür, dass du immer für mich da bist –, Leonie Mayer, Sarah Latton, Christine Adams und Mona Krams. Ich danke meinem „Best American Friend" Elyse Grossman für die vielen Gespräche über Yoga, meiner Lektorin Julia Vogt und dem Verlag Die Werkstatt für das Vertrauen und die immer wunderbare Zusammenarbeit.

Danke an Balian Buschbaum für das liebenswerte Vorwort und die Freundschaft.

Worte können gar nicht beschreiben, wie dankbar ich meinen Eltern und meinen Brüdern bin – für alles. Zuletzt aber danke ich ganz besonders meiner kleinen Tochter – du hast, ohne es zu merken, mir den letzten Tritt in den Hintern für die Fertigstellung dieses Buches verpasst – und Jan, meinem Mann. Dafür, dass du mir sagst, wenn ich ein Arschloch bin, mich mehr als Yoga zum Nachdenken bringst und mir das beste Geschenk gemacht hast, das es auf der Welt gibt. Ich liebe dich.

LITERATUR

Aboagye, Emmanuel, Malin Lohela Karlsson, Jan Hagberg und Irene Jensen, *Cost-effectiveness of Early Interventions for Nonspecific Low Back Pain: A Randomized Controlled Study Investigating Medical Yoga, Exercise Therapy and Self-care Advice*, Karolinska Institutet, Stockholm 2015

Aust, Bettina, „Christoph Waltz über Bartmode: Gerade ist der Holzfäller modern", *Spiegel Online*, November 2014, unter: http://www.spiegel.de/stil/christoph-waltz-django-unchained-interview-ueber-bartmode-a-1003614.html (abgerufen am 20.11.2015)

„Bindegewebe & Rückenschmerzen. Faszien: Neue Wege zur Schmerzquelle", unter: http://www.bewegungsimpulse.de/papers/papers/Ruecken.pdf (abgerufen am 23.11.2015)

BonGiovanni, „The Yoga Sutra of Patanjali. The Threads of Union", unter: http://www.sacred-texts.com/hin/yogasutr.htm (abgerufen am 23.11.2015)

Broad, William J., *The Science of Yoga. The Risks and the Rewards*, New York 2012

Broad, W. J., „Yoga and Sex Scandals: No Surprise Here", *The New York Times*, Februar 2012, unter: http://www.nytimes.com/2012/02/28/health/nutrition/yoga-fans-sexual-flames-and-predictably-plenty-of-scandal.html?_r=2 (abgerufen am 23.11.2015)

Broome, Patrick, *Yoga für den Mann*, München 2009

Clampett, Cheri und Arturo Peal, *Therapeutic Yoga*, Santa Barbara 2015

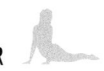

Cramer, Holger, Romy Lauche, Heidemarie Haller, Jost Langhorst, Gustav Dobos und Bettina Berger, „„I'm more in balance'. A qualitative study of yoga for patients with chronic neck pain", *Journal of Alternative and Complemententary Medicine,* 2013, unter: http://www.ncbi.nlm.nih.gov/pubmed/23336342 (abgerufen am 23.11.2015)

Cramer H., R. Lauche, J. Langhorst, G. Dobos und Anna Paul, „Quality of Life and Mental Health in Patients with Chronic Diseases Who Regularly Practice Yoga and Those Who Do Not: A Case-Control Study", *Evidence-Based Complementary Alternative Medicine,* 2013, unter: http://www.ncbi.nlm.nih.gov/ pmc/articles/PMC3690235/

Cramer H., R. Lauche, J. Langhorst und G. Dobos, „Effectiveness of yoga for menopausal symptoms: a systematic review and meta-analysis of randomized controlled trials", *Evidence-Based Complementary and Alternative Medicine,* 2012, unter: http://www.ncbi.nlm.nih.gov/pubmed/23304220 (abgerufen am 23.11.2015)

Cramer H., R. Lauche, H. Haller und G. Dobos, „A systematic review and meta-analysis of yoga for low back pain", *Clinical Journal of Pain,* 2013, unter: http://www.ncbi.nlm.nih.gov/ pubmed/23246998 (abgerufen am 23.11.2015)

Dworschak, Manfred, „Erlösung ohne Erlöser", *Der Spiegel,* 29.7.2013, unter: http://www.spiegel.de/spiegel/print/d-104674 098.html (abgerufen am 19.1.2016)

Eicher, Matthias, „Mario Götze: Kraft durch Yoga", *Münchner Abendzeitung,* 23.11.2013, unter: http://www.abendzeitung-muenchen.de/inhalt.regeneration-mit-dem-fc-bayern-star-mario-goetze-kraft-durch-yoga.4ca6a9d7 914b-4d1b-b25b-72558eb85d41.html (abgerufen am 23.11.2015)

Fucci, Sergio, Mario Benigni und Vittorio Fornasari, *Sportanatomie des Bewegungsapparates,* Wiesbaden 1997

Hari, Yogi, *Hatha Yoga Pradipika,* Miramar 2006

Heil, Christiane, „Yoga-Guru erzeugt Kultur der Angst", *Frankfurter Allgemeine Zeitung,* 10. März 2015

Iyengar, B.K.S., *Licht auf Yoga,* München 2010

Jay, Francine, *The Joy of Less. A Minimalist Living Guide*, Medford/ NJ 2010

Kaivalya Alanna und Arjuna van der Kooij, *Myths of the Asanas*, San Rafael 2010

Kaminoff, Leslie und Amy Matthews, *Yoga Anatomy*, Champaign 2012

Keil, David, *Functional Anatomy of Yoga*, Chichester 2014

Lo, Kimberly, „Gurus Behaving Badly: Why Do Sex Scandals Happen?", *Elephant Journal*, 26.11.2013, unter: http://www. elephantjournal.com/2013/03/gurus-behaving-badly-why-do-these-sex-scandals-happenkimberly-lo/ (abgerufen am 23.11.2015)

Luczak, Hania, „Was Yoga kann", *GEO Magazin*, Juni 2013

Main, Darren, *Yoga and the Path of the Urban Mystic*, San Francisco 2014

Moss, Rebecca, „Why do Sex Scandals Keep Rocking the Yoga World?", *Elle Magazine*, Mai 2013, unter: http://www.elle.com/ culture/career-politics/news/a15245/bikram-choudhury-sex-scandals-in-yoga/ (abgerufen am 23.11.2015)

Pate, Jessica L. und Michael J. Buono, „The physical responses to Bikram Yoga in novice and experienced practioners", *Alternative Therapies*, Juli/August 2014, unter: http://www.ncbi.nlm. nih.gov/pubmed/25141359 (abgerufen am 23.11.2015)

Rübesamen, Kristin, „Beim Yoga schwitzt der Geist", *Süddeutsche Zeitung Magazin*, Heft 7, 2012, unter: http://sz-magazin.sueddeutsche.de/texte/anzeigen/37003/Beim-Yoga-schwitzt-der-Geist (abgerufen am 23.11.2015)

Rübesamen, K., *Das Yoga-ABC. Von A wie Atmen bis Z wie Zehnerkarte*, München 2014

Rübesamen, K., „Meditation im Fokus der Neurobiologie. Endlich", unter: http://www.yogaeasy.de/artikel/die-neurobiologie-weiss-meditation-heilt, 21.10.2015 (abgerufen am 23.11.2015)

Satchidananda, Sri Swami, *The Yoga Sutra of Patanjali*, Buckingham/VA 1999

Schnabel, Ulrich, „Meditation: Die Durchleuchtung der Erleuchtung", *Spiegel Online*, September 2008, unter: http://www.spiegel.

de/wissenschaft/mensch/meditation-die-durchleuchtung-der-erleuchtung-a-577626.html (abgerufen am 23.11.2015)

Streeter Chris C., Theodore H. Whitfied, Liz Owen, Tasha Rein, Surva K. Karrı, Aleksandra Yaklıkıncl, Ruth Perlmutter, Andrew Prescot, Perry F. Renshaw, Domenic A. Ciraulo und J. Eric Jensen, „Effects of Yoga versus Walking on Mood, Anxiety, and Brain GABA Levels: A Randomized Controlled MRS Study", *Journal of Alternative and Complementary Medicine*, 2010, unter: http://www.ncbi.nlm.nih.gov/pmc/articles/PMC3111147/ (abgerufen am 23.11.2015)

Syman, Stefanie, *The Subtle Body: The Story of Yoga in America*, New York 2010

Tracy, Brian L. und Cady E.F. Hart, „Bikram yoga training and physical fitness in healthy young adults", *Journal of Strength and Conditioning Research*, 2013, unter: http://www.ncbi.nlm.nih.gov/pubmed/22592178 (abgerufen am 23.11.2015)

„Uni Zürich bietet Studenten Sex-Yoga an", *20 Minuten,* September 2015, unter: http://www.20min.ch/schweiz/news/story/Uni-Zuerich-bietet-Studenten-Sex-Yoga-an-21749314 (abgerufen am 23.11.2015)

White, David Gordon, *Kiss of the Yogini: Tantric Sex in its South Asian Contexts*, Chicago 2003

White, D. G., *Sinister Yogis*, Chicago 2011

DIE AUTORIN

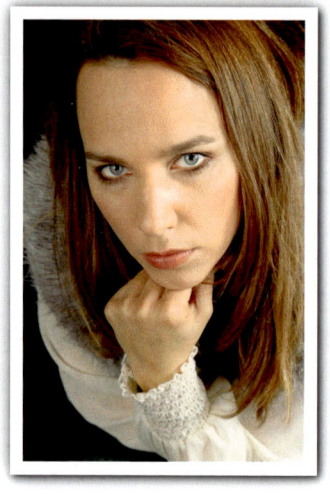

Christine Bielecki ist Sportwissenschaftlerin, Journalistin und Yogalehrerin. Ihre Yogalehrerausbildung hat sie in Santa Barbara, Kalifornien, absolviert. Neben Poweryoga unterrichtet sie Yoga, das speziell auf die Bedürfnisse von Athleten und Leistungssportlern abgestimmt ist. Seit April 2015 ist sie als „Therapeutical Yoga Teacher" registriert. In ihrem Yogaunterricht will sie niemanden zum Yogi machen. Denn die Devise lautet: Immer schön locker bleiben! In den vergangenen Jahren nahm Christine Bielecki die Yogaszene Kaliforniens unter die Lupe. Heute lebt sie mit ihrer Familie in Kopenhagen.

Ihr erstes Buch *Im nächsten Leben werd' ich Spielerfrau. Ein Phänomen wird abgeschminkt* ist 2012 im Verlag Die Werkstatt unter ihrem Mädchennamen Eisenbeis erschienen und sorgte für jede Menge Aufmerksamkeit in den Medien. Im Internet ist Christine Bielecki mit ihrem Blog *tine-bielecki.de* unterwegs. Sie schreibt dort über Gesundheit, Ernährung, Bewegung – und Yoga.

BILDNACHWEIS